主治医はあなた

～医者はどこまで患者と向き合っているか？～

樋田和彦

22世紀アート

目次

はじめに

昭和47年4月34歳の時、ヒダ耳鼻咽喉科を愛知県尾張旭市にて開業しました。その2年後から私自身が体調を崩して自らめまい、動悸、不安神経症の苦難に陥り治療者の立場でありながら病むことを経験し治さなければならないピンチに陥りました。

その頃、読んだ世界的名著D．カーネギー著「道は開ける」に「医師を訪ねてくる患者の70パーセントは、恐怖と不安を取り除くだけで、自然に治ってしまう」とあります。まさに、私自身も恐怖と不安がありました。また、同書にギリシャのプラトンの言葉として「医師の犯している最大の過失は、心を治療しようとせずに、肉体を治療しようとすることだ。しかし、心と肉体は一つのものであり、別々に治療できるはずがない」に深く心に刻まれたのです。

まさに、私の場合医師同士の仲間づくりをして語り尽くし合ううちに症状から解放されました。

さて、客観的再現的なサイエンスの教育を経て開業したのですが、振り返ってみれば「目に見える世界」と「目に見えない世界」の融合の心身統合医療の道を歩いてきた気がします。

近代、機械工学の進歩によって生きた人間の体も機械的物質的な扱いを受け、生き物として人間としての扱いが軽視され問題を起こしています。患者さんサイドから見れば「データばかり見て人間として見てもらえなかった」と不満の声を聞きます。

開業後、自ら病んだことによって現代医学の枠を超えて様々な治療法と健康法を体験し医師と患者（病人）を兼ねたことから好奇心に任せて探索し、得てして忘れがちな自然と生命と生活（人生―心）に関心をもつこととなったのです。

そこから、医の哲学に親しみ鍼灸やヨガや合気道やキネシオロジーを体験するうちに、目に見えないエネルギーを体感し、気づいたことを記録しホームページのブログにまとめ患者さんにも読んで頂き共感を得ましたので出版することになったのです。

第一章　総合医という考えは、
医療の本来あるべき姿に戻ろうとする
「医の良心」と思うのです。

■「人ではなく、臓器を診る」と批判される大学病院

この頃、全国の医科大学に「総合診療科」が開設されるようになりました。どういうものかといいますと、「臨床に強い総合診療医（ジェネラリスト）が、身体を総合的に診療する、患者中心の医療」とされています。

なぜ今、大学病院にこうした動きが見られるのでしょうか。

理由は皮肉にも医学のめざましい進歩にあります。大学医学部の教育は、進歩に対応するために専門領域ごとに医療を追求し、医師たちは臓器別に学ぶようになりました。その結果「人ではなく、臓器を診る」と批判されるまでになってしまったのです。皆さんは、医療の現場でこんな声を聞きませんか。

「具合の悪いところがあちこちあって、いくつもの診療科を受診しなくちゃいけない」
「原因が分からなくて、いくつもの診療科をたらい回しにされた」

総合診療科や病院総合医（ジェネラリスト）の登場は、専門家・細分化された医療から、本来あるべ

きものに戻ろうとする「医の良心」といえると思うのです。それは私が医者になって40年以上追求し、実践してきた医療そのものです。どうして、そういう道を選んだかは別の機会に述べるとして、私が30代の頃から尊敬している、ノーベル生理学・医学賞の受賞者であるアレキシス・カレルについて少しお話をしましょう。

■人間はひとつの全体である

フランス人医学者のアレキシス・カレルは、血管縫合術および臓器移植法を考案して、現代医学の礎を築いた偉大なる人物です。その一方、聖地ルルドに巡礼の旅をして「祈りの効果」を信じ、泉の水で難病が治る「ルルドの奇跡」を学会で発表するなど、医学の枠組みを逸脱した存在でもありました。

彼の人生の集大成ともいえる「人間-この未知なるもの」が１９３５年に出版されると、ただちにベストセラーとなり、世界中の人に読まれるようになりました。じつは私の愛読書の一冊でもあるのですが、特に心に残っているフレーズがいくつかあります。

・人間は、きわめて複雑な、分解することができない一個の「全体」である。

・人間はひとつの全体であって、分析したり分解したりすることによって人間を把握するのは許されない。指一本、細胞ひとつ取り出してみても、すぐ死んだ指、細胞になり、生命を失うので、人間としての研究に役立つものではない。

・病気になった肉体でも、正常なる肉体と同じ統一を保っている。ただ全体が病気なのである。

・いかなる病気といえども、唯一つの器官だけの病気というものは絶対にない。ひとつひとつの病気を専門化したのは古い解剖学的な概念にとらえられた人の罪である。

いかがですか。今から80年も前に、すでに医学の盲点について鋭く指摘をしていることに驚きを覚えます。こうした彼の考えは、西洋医学と東洋医学の枠を越えて心と身体の全体を診る「ホリスティック医学」にも継承されているわけですが、人間をひとつの全体ととらえる「ホリスティック」の考え方は、私の医療の原点ともなっています。ちなみに私はカレルの本を読んで深く感動し、ルルドを二度訪れました。残念ながら「奇跡」の場面に出逢うことはできませんでしたが。

■大学医学部附属病院総合診療部を訪問

話を「総合診療科」に戻しましょう。興味や関心を持つと、居ても立ってもいられなくなってしまう私は、名古屋大学医学部附属病院総合診療部教授の伴信太郎先生をさっそく訪ねました。いったいどんなお考えで医療をされているのか、ぜひ直接お伺いしたかったのです。

実際にお会いすると、たくさんの共通点があることが分かりました。なかでも印象深かったのは、10数名のスタッフの中に、海外でホリスティックを学んだ方、アロマテロピーの資格を持つ方など、現代医学ではまだまだ異端と見られがちな分野を追求する方がいらっしゃったことです。医学のあらたな「きざし」と捉えて心を躍らせる私は、少し大げさでしょうか。

調べによりますと、大学医学部附属病院に来院する1ヵ月の全初診患者は２５００名。そのうち「総合診療科」では、約1割の２００名を診ています。これは整形外科、眼科に次ぐ3番目の診療者数になるとか。そして初診の約8割の方の症状が、総合診療科のみの診療で解決するそうです。この数字からも、専門医ではなく、総合医の必要性が十分に読み取れます。

伴先生は、あるインタビュー記事のなかで、こう語っています。特定の臓器や疾患に限定することなく、幅広い視野で診る総合医も、「総合する専門医」というひとつの専門医であると。

私は今までもそうだったように、患者さん全体を診るという本来の医療を、これからも追求していきたいと心を新たにしています。

次回は、私が「心身統合医療」という道を選んだきっかけについてお話します。

第二章　１人の患者さんにじっくり耳を傾ける。

そこには、何百人と診ても得られない医者としての充実感があります。

■患者が増える一方、追いつめられていった自分

私は34歳で「ヒダ耳鼻咽喉科」を愛知県尾張旭市に開業しました。大学の医局や病院勤務を経て10年後のことです。今思えば、早すぎる開業でした。

今でこそ尾張旭市は名古屋のベッドタウンとして栄えていますが、開業当時はかなりの田舎でした。耳鼻科医は、年配の先生が一人いらっしゃるだけという状態で、市内のほとんどの学校検診を引き受けていました。一気に患者さんが増えたのは結構なことだったのですが、一人あたり3分診療どころか1分という短い診療にならざるを得ませんでした。しかも、1分診療で治らないケースも次々と出てくる。患者さんが増えることに「ありがたい」と感謝する思いと同時に、流れ作業のようにこなすだけの診療の在り方に抵抗を感じるようになりました。

私は次第に追い詰められていき、人に会うことさえ億劫になりました。今でいう、引きこもり、診療拒否の状態です。心が壊れて身体のバランスを崩し、めまい・不整脈・胸苦しいなどに悩まされ、どんどん痩せていきました。

■人生の大きな転機

１分診療にジレンマを感じた私の心の根底には、じつは子供時代に受けた医療がありました。その頃の医療と、自分が医者になってやっている医療と、あまりにかけ離れており、「どうしてこんなに違うのか」という矛盾に対する憤りのようなものが一番私を苦しめたのだと思います。

もちろん、ひと昔前の医療について良いことばかりとは言えませんが、昭和二十年頃の下町の医療はハリ治療が多く私もそのお世話になり、診療にじっくりと時間をかけてくれました。ときには１時間近くも向き合ってくれたと記憶しています。ただし、お腹を壊しても、風邪を引いても、頭が痛くても、機嫌が悪くても、医者の処方はほとんど同じ（笑）。それで結構、治っていたのですから不思議なものです。

自分の医療に疲れ果て、「何とかしなければ」ともがき苦しんでいるなかで、私は鍼と出会いました。医者ともあろうものがと疑問に思われるでしょうが、体調を良くしたい一心で、鍼を試してみたのです。

すると驚くことに、今まで体験したことがないほど効きました。さっそく、自分の患者さんにも試してみることにしました。腫れが引かない前頭部（おでこ）に小さい鍼を打つと、それまで1カ月以上も治る傾向を見せず困り切っていたのが、3～4日目ぐらいに腫れが引いてしまったのです。

これが人生の大きな転機となりました。

医学の常識にとらわれず、自分の選択した方法で患者さんを治すことができたという喜びは非常に大きいものでした。越えられるはずのないハードルを、私は越えたのです。

■1人の診察に時間をかけるために設けた「特殊外来」

それからは東洋医学にも目を向け、さまざまな治療法を診療に取り入れるようになりました。すべてをここで書くのは割愛しますが、なかでも大きな影響を与えてくれたのは、皮膚に針を刺す皮内鍼法（鍼治療）、合気道、ヨガの体験です。「鍼灸」も「ヨガ」も、暗闇の中から明るい光の中に何とかたどり着きたいという強い思いがあって始めたことですが、深く追求するうちに分かったことは、いずれも昔から絶対に変わらない真理を基としていること。

その真理とは、すべてのバランスです。

私自身、バランスを崩して不調に見舞われたように、健康とは全身のバランスによって成り立っているのです。耳鼻科の病気も、生命を分割することはできないことからいうと、全身病なのです。例えば「聞きたくない、聞きたくない」と生きてきた人は、難聴になりやすい。ただ薬を与えるだけでは、治らない病気や症状が世の中にはたくさんあります。（通常では「心因性」として分けていますが、心が関与しないものはないぐらいに考えています。）

こうした普遍の真理に目を向けることによって、専門医としてのあり方に疑問を持つようになった私は、まず、１人当たりの診察の時間をかけてみようと考え、特殊外来（現・心身統合医療／鍼灸外来）というものを掲げました。１人１人じっくり時間をかけることで見えてくることがありますし、何よりも（医者としての）充実感があります。これは百人を診ても決して得られないものです。

■家庭医（総合医）としての役割

病気を診断するだけでは、解決できない症状があるということに初めて気づかされたのは、医師になって10年ほどたった頃、あるお坊さんの法話と座談を伺ったときです。いろいろな悩みにお坊さんが答えるという形式だったのですが、こんなやりとりが続きました。

「私の孫がもう小学４年生になるのに夜尿で困っています」と言うと、
「そりゃ、家の中が暗いだろう？」

「私は、いつも冷え症と肩こりですが」とお嫁さんが訴えれば
「舅さんや旦那さんを粗末にしとるのと違うか」（当時はまだ過去の封建的な習慣が残っていました）

「この頃、耳が遠くなったのか耳鳴りがして」と年配の女性が言えば
「それは人の言うことをよく聞いてこなかったからだ」

当時は首をかしげながら聞いていましたが、耳鼻咽喉科の専門医としてよりも、家庭医（総合医）としての診療に重点を置くようになった今では、あの時のお坊さんのお話を肯定的に受け取っている自分にふと気づかされます。

次回は、私が考える「診療の在り方」についてお話します。

第三章　病名は、整理するうえで都合のいい「肩書き」？

■情報中毒は、医学の世界でも起こっている。

「情報化社会」という言葉が使われるようになって久しいですが、この言葉の意味って分かりますか。

調べてみますと、「情報が諸資源と同等の価値を持ち、情報を中心として機能する社会のこと」と書かれています。何やら難しそうですが、簡単に言ってしまえば、情報が優先される社会ということ。そこには喜怒哀楽や五感といった、生きている私たちの感情や感覚は介在していません。

一口に情報といっても、私は大きく２種類あると思っています。実体験に基づいて、自分のなかにインプットされていく「生きた情報」と、ネットや書籍など世の中に出回っている「情報化された情報（２次情報）」です。情報化社会においては、２次情報があふれており、次々とコピー情報があふれ、２次、３次、４次と、とめどなく情報が広がり続けています。

最近では、インターネットやスマートフォンといったＩＴ関連の発達によって、「高度情報化社会」という言葉も飛び交うようになりましたが、その一方、情報過多による副作用を危惧する声も高まりつつあります。副作用とは何かというと、「情報中毒」です。主に次のような症状が挙げられます。

【情報中毒の症状】

・情報に触れていないと不安になる
・とりとめもなく情報を受け入れてしまう
・集中力が低下する
・1日に何時間もネットを見るなど時間を浪費する

身の回りで、思い当たる節はありませんか。こうした症状以上に、私が最も恐ろしいと思っているのは、情報に感化されて（毒されて）しまい、自分自身で物事を判断する機能が麻痺してしまうことです。その情報が本当に正しいのか、根拠はいったい何なのか、はたして例外はないのか。自分なりに検証したり考えようともせず、ネットや本に書かれていることをただ鵜呑みにして、信じきってしまう。これって、とても怖いことだと思いませんか。

じつは医学においても、見方によっては、同じような一面があると思っています。患者さんの症状を病名に当てはめるだけ、というような、「情報化された情報」によって成り立っている部分があるとはいえないでしょうか。現行の医療では、患者さんの症状に対して病名が決まれば、ほっと安堵する。そして、その病気の治療薬としてリストアップされたものを処方し、診療は終了します。こうした一連の流れから少しでも外れると、多くの医者は不安を覚え、周囲は「異端」として白い目を向けます。

でも、ちょっと待ってください。決まったレールをたどるだけの診療が、本当に医者の仕事といえるのか。それで「患者さんを診た」といえるのでしょうか。病名というものは、医療側が患者さんを整理するうえで都合のいい「肩書き」とも言えるものであって、本来の診療とは、今、目の前にいる患者さん自身をしっかりと診てあげることだと思うのです。ところが、医学の情報化などによって、いつの頃からか医者は、患者さんを診ることより、むしろ病名ありきのデジタル的な診療になってしまってはいないでしょうか。

■本当に患者さんの病を治すためには、注目すべきは病名ではない

どんな病気であっても、医者が本当に患者さんの病を治したいと願うなら、注目すべきは病名では決してないはずです。なぜなら、身体が人それぞれであるように、病気もまた、人それぞれなのです。同じ病名を診断されても、すぐ治る人もいれば、なかなか治らない人もいる。Ａという薬が効く人もいれ

ば、Bという薬が効く人もいるし、いずれもまったく効かない人もいる。
病気の経過や治り方が、患者さんによってそれぞれ異なるわけですから、病名や学問上の情報だけにとらわれることなく、まずは患者さん自身をきちんと診るべきだと私は考えます。

病気の多くは、なんらかのストレスによって自律神経の働きが低下し、交感神経と副交感神経のバランスがいずれかに片寄った状態です。そのアンバランスな状態が長く続くと、自然治癒力が働かず、身体にはさまざまな不調が現れます。この時点で、いくら検査をしても病因を特定できなければ、一般的には「自律神経失調症」と診断されるわけですが、その他の病気でも、自律神経には確実に「異常」が見られます。耳鼻科の疾病、リウマチ、ガン、どんな病気であっても、自律神経と決して無縁ではないのです。

つまり、シンプルに言ってしまえば、自律神経の状態を診断することができれば、ほとんどの病因はおのずと見つかります。病因が分かれば、自律神経のバランスを整える方法も見えてくるというわけです。そして、自律神経のバランスが整うということは、病気が治る、健康なその人らしさを取り戻すことにつながります。

ただし、現代の情報化された医学では、自律神経の状態を診断することは極めて難しいといえるでしょう。「自律神経失調症」という「肩書き」に当てはめるだけでは、何の解決にもならないからです。

最も大切なことは、本来の診療の在り方に戻ること。つまり、患者さんという人間の全体を診ることです。

次回は、私がどのような診療を行っているか、お話します。

第四章　本来の診察とは、

患者さんの身体・心・生活に触れること。

■ときには過去の体験までさかのぼって診ることも大切

私が医師として医局に入ったとき、当時の教授からこう言われました。

「患者さんが診察室に入った瞬間から、わずかな時間も観察を怠ってはならない。そして診察時には、大方の診断ができていなくてはならない」。

すばらしい言葉だと思いませんか。医者としてのセンサーをフルに発揮して、目の前にある「生きた情報」を自分なりにインプットしなさい。そう言っているのです。当時は、医師が患者を診るという技（アート）が残っていたんですね。ところが今はどうでしょう。電子カルテの操作に忙しく、パソコンの画面ばかりに気を取られながら診察していることが当たり前になりました。教授の受け売りではありませんが、診療は診察から始まると言っていいと私は思っています。

生きた情報には、診察の基本である次の４つが含まれます。

視診

触診

聴診

問診

これらの診察から得られる情報を通じて、患者さん自身をしっかり診るということです。その人自身を診るということは、単に身体の症状だけでなく、本人を取り囲む環境や周囲との関係性、場合によっては過去の体験までさかのぼって全体的に診るということだと私は考えています。どういうことか、私の診察を例にとってご説明しましょう。

例えば、日常的に、難聴・耳閉感・めまい・耳鳴を訴える患者さんに対しては、次のような順序で話を伺うようにしています。

1. 患者さんの訴えをよく聞きます。
   何時ごろから？　どのように？　程度は？　頻度は？
2. 発症した頃、事柄・出会い（人間関係）・自分の役割にストレスを感じたことはなかったか？
3. 過去に同じようなことは起こらなかったか？
4. 耳の症状以外に、全身の健康状態はどうか？
5. 家族に耳の病気を持った人はいないか？

このように、既往歴、家族歴も含めて、じっくりと話を聞いていくのが私の診療方法です。つまり、患者さんの身体・心・生活に触れることを何よりも重視しています。家族関係や職場での人間関係がうまくいかず、「聞きたくない、聞きたくない」と耳をふさいで生活している人は難聴になりやすいように、症状だけでなく、生活にまで踏み込んだ問診が必要の場合が少なくないのです。

私が行っているような診察は、以前は当たり前のようにされていました。しかし最近は、診察の基本とされた「視診」「触診」「聴診」「問診」は2の次、3の次となり、患者さんが嫌がるからといって、聴診器すら当てないケースもあると聞きます。

■医師と患者の関係性を、もう一度、基本に戻すべき

こうした変化の要因のひとつとして考えられるのが、医療機器の発達です。

「胃が悪い」と患者さんが訴えれば、その病名を明らかにするために、まずは患部を中心としたレントゲン検査や胃透視、CTあるいは胃カメラといったデータ収集が第一となります。医者は、撮影された患部の画像ばかりを見つめ、そこに表れるデータで診断を下そうとします。もし患者さんが、「原因は何でしょう?」と尋ねたとしても、医者は「食べ過ぎじゃないですか?」と答えるぐらいにとどまり、胃にトラブルを抱えるまでに至った、患者さんを取り巻く環境や状況は確認しようともせず、いきなり治

療が実行されてしまいます。

より医学を進歩させるために登場した医療機器ですが、その発達によって、医者と患者との間には、ずいぶん隔たりが生まれているように感じます。温かい、人間と人間の関係性が薄れてしまったように思えてならないのです。もちろん、正確なデータを得ることは非常に大切なことです。しかし、目の前の患者さんが発するサインを注意深く見ようとせず、コンピュータの画面ばかり眺めていたのでは、本当の医療はできないのではないでしょうか。

診察室で向き合う、医師と患者さんの関係性を、もう一度、基本に戻すべきだと私は思うのです。ただし、皮肉なことに、私が大切にしている診察方法ですと、保険診療の枠に当てはまらないことが多い。開業当時は、全て自分で点数計算していたので、診察している時点で、患者さんが窓口で払う金額が嫌でも分かってしまう。すると、診察中でも点数が気になってしまうわけです。

「このままではダメだ」と危機感を覚え、特殊外来診療という枠を設けました。もう点数はどうでもいい、そう思えるようになった時点から、ようやく医療の醍醐味や奥深さが分かるようになった気がします。

私の好きな言葉に、こういう一節があります。

「百年以上も前、身体の領域は医者に、心の領域は心理学者に、魂の領域は教会に委ねられた。しかし、このような境界は、もともと存在しない。私たち人間が勝手につくり上げた境界なのだ」。

グラディス・テイラー・マクギャレイ著「内なるドクター」より

次回は、医者という生業（なりわい）についてお話します。

第五章　患者数や手術件数にこだわるより医者の本分を楽しみたいと思います。

■鼓膜切開の件数にこだわる風潮に違和感を覚えた日々

子供の頃、神経質で病身だった私がよく通った近所の鍼医者さんは、スマートで優しい印象の方でした。身体のどこが悪くても、いつも同じ手順でハリを打ち、マッサージをしてくださり、丁寧に1時間近くかけて診てくれたものです。のんびりしたものですが、家庭医として心温まる医療でした。

ところが、慣れ親しんだ医療とは裏腹に、昭和47年に私が開業した耳鼻科診療は意に反して対極へと向かっていきました。最初の３か月で患者数は１００名を超え、その後も増加の一途をたどったことが原因でした。経営の面から見れば、患者数は多いほうが良いに決まっていますが、いつの間にか3分診療の習慣が身についてしまい、患者さんから「症状の改善が遅い」といわれても、きちんと返答できないまま「もう少し様子を見ましょう」と繰り返すような有り様でした。

そんな状況が2年、3年と続くうちに体調を崩し、気が滅入って動悸、不整脈、めまいに苦しむようになりました。その頃のことは、第二章に書かれているので詳しくは割愛しますが、耳鼻科診療を生涯続けることに不信と不安を感じたのでした。さらに私の不安をかきたてたのが、鼓膜切開の件数にこだわる当時の耳鼻科の風潮でした。学会のリーダー的立場の方が積極的に鼓膜切開を勧めたことによって、鼓膜切開の件数が多いことが学会で評価されたりして、どうしても違和感を覚えずにいられなかったのです。

私は手術が苦手というわけではありません。勤務医時代は他院のヘルプとして、数多くの手術をお手伝いしましたし、それなりの経験も積んでいました。しかし、鼓膜切開は必ずしも無痛ではなく、子供の体を抑制する（抑えつける）ような無慈悲な扱いや家族の不安など、ネガティブな面が強くあったために、積極的になれなかったのです。もちろん切開のメリットは承知していましたが、切開をすることで再発しやすいケースがあるのも気になりました。やがて私は、特に子供たちに苦しみを与える診療に対して、強い罪悪感を持つようになっていったのです。

今は、めったに切開はしません。そのかわり、本人と家族、特に母親の不安を取り除くように努めています。診療についても、できるだけ優しく温かいポジティブな雰囲気づくりを心がけています。ときには「小児鍼」といって、頭や耳や手足にハリを刺すのではなく、ハリの先で皮膚をこすることでリラックスをもたらす医術も必要に応じて使います。

■ネガティブなものを排除できれば、病気はスムーズに経過する

なぜ、私がこうした診療に至ったのか。過去を振り返りつつ考えてみますと、早くからトラウマに関心を向けてきたからだと思います。

ある時、60歳ほどの女性が耳痛の訴えで来院されました。まず気づいたのは、緊張の度合いが尋常ではないこと。その方は、身体を震わせて診察台に座りました。問診などを済ませ、耳に触れようとしたとき、急に立ち上がり「耳には触らないでください！」と大声で叫んだのです。

驚いて事情を尋ねますと、本人に記憶はないが、母親の話によれば、1歳半のとき中耳炎で鼓膜切開を受けたことで恐怖心が身につき、病院へ行けなくなったというのです。1歳半といえば思い出せる年齢ではありません。幼いときほど心身ともに深くネガティブなエネルギーが記憶されるようです。

この方の場合、かなりの時間をかけてトラウマ療法を続けるうち、恐怖心から抜け出すことができました。このような症例を度々経験するうち、安易に鼓膜切開はするものではないと深く心に刻むようになったのです。

身体には自然に治ろうとする本能があり、化膿もまた治ろうとする本能的な現象です。化膿そのものは、病状経過のひとつで、身体にとっては善であり必然性のもの。見方によっては、化膿まで至らなければならないほどの負荷があってのこと、ともいえます。医療の役目は、スムーズに病気を経過させることにありますが、経過の妨げが、化膿まで追い込むこともあるのです。その妨げが不安や不信や恐怖にあると思っています。こういったネガティブなものを排除できれば、病気はスムーズに経過し、外科的な処置を少なくすることができると考えています。

「現代の医師は情報に埋没し、技術に圧倒されている」。

デレク・ボク（当時ハーバード大学総長）

次回は、医学と医療についてお話します。

第六章　「人を助けたい」という医の良心を、十分に謳歌してこそ医療です。

ました。

■医療とは、じつにすばらしい仕事

医師免許を頂いて半世紀。この仕事を長く続けるなかで、医学と医療について深く考えるようになりました。

医学は万人共通の外の物差しであって、医療はその人の内側に基準を置くもの。つまり医療には、人間が本来持っている「良心」というものが不可決です。不易流行という言葉がありますが、医療についていえば、変わらないもの（不易）が、医療の根底に脈々と流れている「良心」であると思うのです。

ところがテクノロジーの発展によって、いつの間にか、医療が医学に占領されてしまっているところがある。検査機器や手術の進化はめざましく、その恩恵ははかり知れません。しかし、これらは医療の方法やツールの変化であって、医療の根本は、ヒポクラテスの時代から何も変わらないはず。どんなに検査機器が発展しようが、最終的に患者さんを診て診断するのは機械ではなく医者なのです。

私は、医療という仕事はじつにすばらしい仕事だと思っています。かつて医療は「医術」といわれ、医者の「仁術」と「技術」によって成り立つものと考えられていました。患者さんと向き合い、心と身体の声に耳を傾け、医学というツール（技術）を駆使して、患者さんが本来持っている治癒力を引き出す。これほどアートな仕事はそうはないでしょう。

ところがテクノロジーの発達によって、医学の知識が優位に立つと、今目の前にいる患者さんを診ることより、画像やデータを読み取ることに意識が向いてしまう。そんな診療をこなす日々だとしたら、医療とは、何とつまらない仕事でしょうか。

薬にしても、たしかに良い薬がたくさんあります。もちろん私も患者さんに処方しますが、適切なものを適切な分だけしか処方しません。農業でいうと、有機栽培とか自然農法に近いといったらいいでしょうか。化学薬品に頼らず、自然本来のチカラを引き出して栽培された野菜がいいことは誰だって知っています。患者さんへの処方箋もそれと同じなのです。

もし、必要以上に薬を処方したり、長く患者さんに通院させたりする医者がいたとしたら、当たり前のことですが、医者の本分からはずれる行為です。たとえ、だれにも気づかれないとしても、本人が一番よく知っており、良心がうずくはずです。私は、自己評価の尺度のひとつに「良心」があると思っています。

「良心」に近づく行為をしていれば、気持ちがいいし身体も楽ですが、「良心」と裏腹のことをする行為は、良心と戦っているわけですから気持ちが苦しい。そして、いつかは行き詰まってしまいます。生意気な発言かもしれませんが、「人を助けたい」という医の良心を、十分に謳歌できる医療こそ、本来の姿であると私は思っています。

■医療は、利潤追求の「産業」とは違う

かつて医療は「医道」とか「医術」といわれたものですが、今では、「医療産業」という言葉があるように、国を支える事業のひとつとなっています。しかし、医療とは、製造業や農林水産業など、ほかの事業とは一線を画すものであることを見失ってはならないと思います。

いかに製品や加工品をたくさんつくって利益を上げるかを考えるのは、製造業では当たり前のことです。でも、それを医療で実践したらどうなるでしょうか。患者を増やし、薬を増やして利益を追求するのは、医療の逆の行為です。

『医療従事者は根本的な思想の中に、患者を減らす気持ちがなければいけません。医療の本分とは、できるだけ患者さんの身体に負荷をかけることなく、少しでも短い期間で、「はい、治りましたよ」と言ってあげること。患者を増やすのではなく、健康な人を増やすという気持ちこそが大切です。』

どんな人の中にも内なるドクターがいるのに、彼らはその真実を知らずに、医者を訪れる。患者一人ひとりに宿る、内なるドクターに働くチャンスを与えよう。その時はじめて、われわれは医者としての本領を発揮したことになる。

シュバイツアー

次回は、「診断」と「診察」についてお話します。

第七章　〃病気を治すより、人の心と生活を見直せ〃
〃病気を診るのではなく、病人を診よ〃

■身体はつねに変化し、新しく生まれ変わっている

人間には60兆個の細胞があって、血液中にある大量の赤血球は寿命がわずか1カ月ありません。壊れては新しくつくられ、つくられてはまた壊れていく。そしてひと月ですっかり入れ替わります。つまり、私たちの身体はつねに変化し、新しく生まれ変わっているのです。

このことは、じつは日常的に誰もが感じていることです。体温、脈拍、血圧、血糖値、検査で現れるデータはいずれも測定する度に異なり、同じ数値を示すことはまずありません。特に血圧は、たえず変化し、どの数値を信じてよいか、迷ってしまう患者さんもいるでしょう。しかし、少し視点を変えれば、身体の必然性のもとに検査値が現れているともいえます。ですから検査値が異常値でも、その数値に相応しい全身の条件が揃っていれば、一概に治療が必要とは言い切れません。

ボランティアで某作業所の方々の血圧測定に立ち合ったときのこと。最高血圧１６０以上最低血圧１００以上の方は作業ができない規則になっているのですが、２００以上の異常値の人がしばらく休憩して再検査すると正常になるケースが多く見られました。また、測定を繰り返すほど異常値が出る人もいて「家ではいつも正常なのに」と首をかしげます。よく知られる「白衣高血圧」は医師の前では緊張のあまり血圧が上がるというものですが、さまざまな要因によって検査値は変化するものです。

血糖値にしても、検査時の患者さんにとって、その数値がちょうどよいからそうなったと考えてみると、果たして人工的に血糖値だけをコントロールする処置が正しいと言い切れるでしょうか。身体はコントロールに慣らされることで、本来の糖代謝は機能を失っていきます。身体全体の環境の変化を考えず、対症療法のみの医術は、ときに逆効果にならないかと懸念が生じます。

私たちは病気による症状を嫌いますが、本当に症状は悪いものでしょうか？

東洋医学では「症状即療法」という言葉があります。これは「症状は治療する方法を教えてくれる」あるいは「症状こそが健康を取り戻す働きである」というもの。体は常に代謝を続けながらバランスを保っていますが、ストレスなどによって代謝がうまくいかなくなったときは、病気の症状でもってバランスを取り戻すという考え方です。

もしそうだとすれば、症状こそが健康回復運動ともいえます。とくに風邪を引いた場合、こうした捉え方をしますと経過がスムーズに運びます。ほとんどの病気は治療しなくても自然に経過して治る理由はここにあります。私がこうした話を患者さんにしますと、ほっと安心されるのか早く治ります。「病は気から」とはよく言ったものです。

■変化という流れこそが「生きていること」そのもの

冒頭にも述べましたが、身体はつねに変化し、新しく生まれ変わっています。あらゆる細胞や組織が絶えず入れ替わりながらも一人の人間として一貫性を保ち続けることができるのは、これらが互いにバランスを取りながら働いているからです。バランスが取れているといっても固定的ではなく、絶え間なく揺れ動いています。つまり、変化という流れこそが「生きていること」そのものなのです。

こうした生命の神秘を、ユダヤ人の科学者シェーンハイマは「ダイナミック・ステイト（動的な状態）」と呼び、また生命科学の分野で活躍する福岡伸一さんは「動的平衡」と名づけています。耳慣れない言葉かもしれませんが、じつは古くからある考え方です。例えば東洋医学では、身体のアンバランスを修正し、バランスの取れた状態にすることを目的としています。

専門的な言葉になりますが、恒常性維持（ホメオスタシス）という機能の法則によって、身体はシーソーのよう揺れ動きながらも、つねにバランスの取れた状態に戻ろうとしています。これを自然治癒力といいます。

西洋医学の枠を超えて鍼灸に縁をいただいたときのこと。私はある真理に触れることができました。人間の身体は正中線をもとに左右ほぼ対称的になっています。つまり、体は、異常部分の痛覚は鋭く、正中を介して反対側の対称点は逆に鈍くなっていること、同様に左右の手足の指先にあるツボの温度感覚を調べると著しい差があることが分かりました。それを調節すること、つまり身体のバランスを修正することで健康が回復することを目の当たりにしたのです。

■「病気を診るのではなく、病人を診よ」

昔からよく言われる言葉に、次のようなものがあります。

「病気を治すより、人を治せ」
「病気を診るのではなく、病人を診よ」

これらはいったい、どういうことでしょうか。

私は、身体の変化とバランスを診ることだと思っています。それは検査の数値だけでは決して分からない。いわゆる問診・視診・聴診・触診といったセンサーを働かせ、人間が人間を診るという本来の「診察」です。（詳しくは第４章をお読みください）

一方、現代の医療は、病気を治すことが全てといっても過言ではありません。そのため医師の関心は患者より病気そのものに向けられ、無機質な検査機器が問診・視診・聴診・触診といったセンサーに取って代わり、人間を診る「診察」ではなく、病気の「診断」に重きを置かれるようになっています。決められた病名用の治療を提供することが間違っているとは言いません。しかし、時に、患者さんを病名という枠に閉じ込めてしまうことも起こりうるのです。

診察と診断、同じように捉えている方もいるかもしれませんが、大きく異なります。私なりの解釈では、次のようになります。

診察…身体全体を診る。人間が人間を診る動的なもの
診断…病気を診る。数値や病名にもとづいた静的なもの

刻々と変化していく患者さんを見過ごすことなく、適切に対処することによって、本来のバランスに戻すことができるのではないでしょうか。実際、診察中においても、患者さんの心身状態は変化していきます。私の一言で、ぱっと表情が晴れやかに変わって、身体に変化が現れることも少なくありません。

病名にとらわれず、今、目の前にいる患者さんをしっかりと診る。当たり前のことですが、これこそ、まず医者が最初にするべきことのように思います。

次回は、「ホリスティック医学」についてお話します。

第八章　人間まるごと。生命まるごと。

全人的・包括的な視点を持つのが
ホリスティック医学です。

■〝人間まるごとの医学〟

私が一生の職業として選んだ耳鼻咽喉科が極めて専門性の強い科目であったことが転機となり、やがて「生きものである人間は全体として生きているのであって部分だけが病むということは考え難い」と思うようになりました。病名にとらわれず、今、目の前にいる患者さんをしっかり診る。その大切さに気づかされたとき、ホリスティック医学に縁が開かれました。

ホリスティック医学とは何か。一口で言えば「全人的、包括的」な医学です。人間を専門化・細分化的に診る医学・医療に対して、「人間を分けて診ることは生きた人間を診ることにはならない」という反省から発生した、〝人間まるごとの医学〟といってもいいかもしれません。

ホリスティック（holistic）とは、ギリシャ語の「holos」を語源としwhole（全体）、health（健康）、holy（神聖）、heal（癒す）、４つの言葉の造成語であり、これら全ての意味も兼ね備えています。

■アメリカ医学生の草の根運動から始まったホリスティック医学

そもそもホリスティック医学とは１９７０年代アメリカの医学生による草の根運動から始まりました。「ホリスティック・ヘルス・ムーブメント」「ヒューマン・ポテンシャル・ムーブメント」と呼ばれた各地のムーブメントは、当時、医療費破綻の危機や、病気を治すことのできない近代西洋医学に対する人々の疑問や不満がきっかけとなったといわれています。

１９７８年、アメリカにホリスティック医学協会が発足。こうした流れを受けて日本でも、医学を全体的な視点から見直そうとする人達によって日本ホリスティック医学協会が１９８７年９月に設立されました。

［ホリスティック医学協会が掲げる定義］

１．ホリスティック（全的）な健康観に立脚する
２．自然治癒力を癒しの原点におく
３．患者が自ら癒し、治療者は援助する

4．様々な治療法を選択・統合し、最も適切な治療を行う
5．病の深い意味に気づき自己実現をめざす

同協会では身体だけでなく、目に見えない心や霊性を含めた〝Body-Mind-Spirit〟のつながりや「環境」まで含めた全体的な視点で健康を考えるとしています。

ホリスティック医学とは、「からだ、こころ、いのちのつながり」を大切にする、生命まるごとの医学を目指すものです。こうした思想は、じつは西洋、東洋いずれにも源流があります。例えば、ヒポクラテスの時代やインド・中国の古代思想には、深遠なるホリスティックを感じることができます。ホリスティック医学とは医療の原点を求める医学であり、人間誰もが持っている本心（良心）のように思います。

■21世紀の医学・医療はどこへ向かおうとしているか

1995年、日経メディカル開発から発刊された「21世紀の医学・医療―日本の基礎・臨床医学者100人の提言」では、冒頭の編集長の言葉として次のように述べられています。

「医学研究は日進月歩でとどまるところを知らず、細胞・分子レベルへと研究がより細分化の方向に進

み、ややもすると医学・医療が人間を診るという原点から離れてしまうことが懸念されている。ヨーロッパではテクノロジーになった医学・医療への反省から昔のアートを見直そうとする声もある」

１００人の提言では「全人的医療、東西医学の融合、治療から予防へ、個の医療、プライマリー・ケア、医の哲学、ＱＯＬを考えた総合的医療、医療の原点に戻れ、医療の自由化、原始感覚と人間性、病気を治すのではなく患者を治す、洞察力と感性を用いるアート、臓器別・専門別に分化し過ぎの西洋医学」をテーマとした記述が目立ちました。さらに、この書物の中から印象深い文言を引用しますと、

医学のテクノロジーが進む一方で、そのこと自体は便利で結構なことではあるが、他方では診療方法の原点である素手のアート、すなわち打・聴診を忘れさせつつあるのはまことに嘆かわしい状況にある

荒川規矩男（当時、福岡大学医学部教授）

今、医療は大改革の時代を迎えている。これからは医学・医療の分野でも、人間とは何かを考える人間学を振興することである

井口潔（当時、日本外科学会名誉会長）

患者の体質に応じた治療が必要であり、その体質に応じた処方や治療手段を変え、例えばマッサージ、指圧、鍼治療、各種の精神療法など総合的な医療というものを見直していく必要がある

板倉弘重（当時、東京大学医学部第三内科講師）

いかがですか。ホリスティック医学協会の目指すところと一致すると思いませんか。

健康を保つには、何よりも自分自身の内外の調和に配慮し、自然界の法則にそって生きることである。

ヒポクラテス「ヒポクラテス全集」より

いかなる病気といえども、唯一つの器官だけの病気というものは絶対にない。一つ一つの病気を専門化したのは古い解剖学的な概念にとらわれた人の罪である。

アレキシス・カレル「人間、この未知なるもの」より

次回は、「ホリスティック医学」への大きな後押しとなったヨガ道場との出会いについてお話します。

第九章　〝自分は自分でしかない〟と悟らせてくれたヨガ師匠との出会い。

■診療所で出会った、さまざまな興味深い症例

耳鼻咽喉科を開業して数年ほど過ぎた頃。患者さんの患部や周辺を押したり、触れたりしているうちに、周辺の健康部に圧痛や緊張などの異変が起きていることに気づきました。患側の腕や下肢にもそれが広がっています。例えば、難聴や耳鳴りのある患側の耳たぶの直下の凹み（翳風穴ーえいふう穴）を押してみると痛みや緊張が認められますが、健側にはそれがありません。また、患部から連動して関連部位に肩こりといった緊張の変化が認められたことは、私に新しい視野をもたらしてくれました。

その後も、さまざまな興味深い症例に出会いました。

鼻汁が一杯出て慢性副鼻腔炎（蓄膿症）と診断され、なかなか治らない小学2年生の男の子がいました。母親は「この子はアホです。学校の成績もビリ。お姉ちゃんは優秀だけど」と診療室で声高に叫ぶのです。男の子はうつむいたままです。「大丈夫！　ここへ来たらきっと治るよ」と母親に負けないほど大きな声で叫んであげました。そして、母親に小声で「彼を誉めてあげて」とお願いしました。2週間後、再び来院した母親は「奇跡！　奇跡！　坊やの鼻が止まっちゃった！」と声高に言いました。男の子もニコニコして嬉しそうでした。

心が体に強く影響すること、親の心が子供の心に深く影響することを学びました。

ある人は大学病院で複数の科にかかり20種類の薬を何年も飲んでいますがどこも治らないままです。本人はどの科の薬も止めてはいけないと信じています。どうしたら良いでしょうか?と家族から相談を受けました。

心が身体に与える影響の大きさは計り知れないことは、だれもが感じていることです。しかし、病院は各専門科に分かれていて、その範囲内で診断が決まり、型どおりの治療法と治療薬が使われます。人間としての心が置き去りになっているとは言えないでしょうか?

こうした体験と疑問が積み重なっていき、私は西洋医学にはないものに目を向けるようになっていきました。そのひとつがヨガだったのです。

■ヨガ道場の沖正弘先生との出会い

ヨガとのご縁を頂いたのは、自分の身体を治したい一心で習い始めた鍼治療で知り合った鍼灸師さんでした。鍼灸術はバランスの法則に従って行うもので、初心者である私でも結果を出せることが分かったとき、すでに西洋医学の垣根を越え、すでに私は全く新しい世界に足を踏み入れていました。

ある日、鍼灸師の方から「興味があれば、ヨガの講演会に行ってみないか」と誘われました。それが後に私に大きな影響を与えることになる沖正弘先生との出会いでした。

沖先生の第一声は「人間の一番基本的なことは心と体と生活のバランスだ」。その言葉に、自分の体に電気が走ったような感動を覚えました。沖先生の話はじつに興味深く、2時間はあっという間に過ぎました。決して難しい話ではありません。むしろ当たり前のことばかりでしたが、鍼灸でならったバランスの原理をさらにダイナミックにした新鮮なものでした。

「何故、病気が治らないのか」
「生きているとはどういうことなのか?」
「健康とは何か?」「病気とは何か?」
「薬になるものは一人ひとり違う」

誰もが興味をもつ内容でしたが、「私は医師だ。学位もある。病気の専門家だ」という妙なプライドを棄てなければ聞けない話ばかりです。でも、不思議にも「何も知らない」自分を認め、素直になれたのです。

その年の暮れ、三島にある沖先生のヨガ道場を訪れ、４日間のプログラムに参加しました。１日で辛くなるような厳しいプログラムでした。一緒に参加された方々の中には、会社の社長さんもいれば大学教授もいましたが、道場のなかでは肩書きは関係ありません。全員がジャージ姿で、「さん」付けです。

■医療機器がなくても診療できてこそ、本来の医者

ようやく最後の４日目を迎えたとき、沖先生の部屋に呼ばれました。

「耳鼻科のお医者でしたね。もし診療の場から医療機器など何もかも取り上げられたとして、さあ、この患者を治して欲しい。と言われたらどうしますか？」

と尋ねられました。

「お手上げですね。医療器械がなければ何もできません」

とお答えすると、即座に
「それでは、医者とは言えないでしょう？　刀がなくても勝負できなければ武士と言えないのでは」

そう厳しく言われたのです。このことはずっと今もまだ心に残っています。

続いて沖先生はこう言われました。

「この道場では、心身をフルに使うことで治癒力が働き病気も自然に治ってしまうのです。確かめるために2週間に1度、道場にいらっしゃい」。

こうして私は、隔週で道場に通うことになったのですが、俗世間では体験できない時間を得ることができました。午前中は身体を動かすことをしっかり行い、午後は瞑想と話を聞き、寝る前には1日の感想文をしたためる。結局、自分は自分でしかないということをしみじみ悟りました。

しばらく経ったある日、沖先生から日本医師会会長の武見太郎先生と対談するから一緒に聞いたらどうかと言われ同席させていただきました。哲学や宗教など、あらゆる面で視野の広い話が飛び交い、非常にいい勉強になりました。

■ヨガとは「人間の生き方」「真実」を学ぶ実践哲学

ヨガとは何かを軽々しく述べることは私にはできません。ただ言えることは、世間でいう健康法美容法とは全く違うこと。「人間の生き方」「真実」を学ぶ実践哲学と申し上げたらいいでしょうか。平易から難解まで実に幅広い実践哲学であって、今現在も、私の心の内からヨガは離れていません。

鍼灸やヨガに続いて、操体法、整体、心身統一合気道、仏教など、様々な体験をしていくわけですが、これらに共通して存在するものがひとつだけあります。それは、「氣」の概念です。目に見えない「氣」とは、生命と自然などの根源的エネルギーです。しかし「氣」の概念は近代西洋医学では認められていません。

近代西洋医学とホリスティック医学との決定的な違いはここにあると考えています。

次回は、日本ホリスティック医学協会の中部支部が発足するきっかけとなった「生き方懇話会」についてお話しましょう。

第十章　ホリスティック医学を根底で支えるのは自然観・人間観・生命観であると思います。

■月1回のペースで行っていた「生き方懇話会」

ヨガを通して新しい視野を持つようになってからは、自分の気持ちに正直に従うように行動しました。診療所の2階で、子供と大人による健康教室（週1回）を開いたり、縁ある方々を拙宅に集めて10～20人による「生き方懇話会」（月1回）を開いたり。そんな日々が15年ほど続くなかで、大きな変化が訪れました。

始まりは、月1回のペースで行っていた2つの座談です。

ひとつは私を入れて3人の医師たちの座談です。3人とも個性的で一般の学会や医師会には馴染めないタイプだったため、制約のまったくない話に夢中になりました。互いに共有できたのは西洋医学の壁を越えて漢方や鍼灸を診療に取り入れていること、病気にも病人にも関心と理解があることです。

もうひとつのグループは、僧侶、指圧師、議員、看護婦、サラリーマン、そして医師である私の6人の座談です。私の知り合いを、乱暴にも一堂に集めたのです（笑）。専門分野がまったく違う人たちの座談ですから、初めは少しぎくしゃくしましたが、すぐに慣れました。日頃の窮屈な職場の立場を離れ、自由に話ができる座談は、まさに極楽の世界となったのです。

この２つのグループを合体させたのが「生き方懇話会」です。

月１回の座談を重ね、１年後には私の診療所の２階で有縁の方々を対象にミニ講演会をスタートさせました。最初の頃は、私たちメンバーが講師を務めましたが、次第に外から招くようになりました。しばらく続けるうち、街の中心に出て、市民の集いを開こうという意見が強くなっていったのです。

こうして１９８３年、「生き方懇話会」主催による第１回講演＆シンポジウムが名古屋市中区

生き方懇話会主催による講演会		
第１回（１９８３年）	テーマ	自然と医学
	講師	故高木健太郎先生（名古屋大学名誉教授、生理学者、参議院議員） 故橋本敬三先生（操体法創始者） 竹熊宣孝先生（公立菊池養生園園長）
第２回（１９８６年）	テーマ	人間と医学
	講師	故間中喜雄先生（外科医、鍼灸師） 故杉靖三郎先生（生理学者、医学評論家） 竹熊宣孝先生（公立菊池養生園園長）
第３回（１９８９年）	テーマ	生命と医学
	講師	故池見酉次郎先生（九州大学教授　心身医学） 故中川米造先生（大阪大学教授 医学概論） 故飯島宗一先生（愛知県芸術文化センター総長、名古屋大学学長）

の愛知文化講堂で開かれました。テーマは「自然と医学」でした。続く86年には「人間と医学」、89年には「生命と医学」をテーマに掲げました。後援は愛知県と名古屋市で、講師には当時の日本の医学界の第一人者の方々をお招きしました。

「生き方懇話会」は、民間の立場を持たない市民グループです。始めは一人で抱えていた悩みや問題もこの懇話会で話し合ううちに解放され、一人一人のエネルギーを結集してさらに広く市民に呼びかけたイベントです。この３回の講演とシンポジュウムは我々の夢の実現で会場は熱気に包まれました。司会をして頂きましたのは、ＮＨＫの「こころの時代」「宗教の時代」のインタビューアを担当されていた金光寿郎氏です。

お招きした講師の先生方は主催者の意を汲んで下さり一体感をもってご講演を頂きました。

敢えて細かく記しましたのは、当時の医学医療界のリーダーとして我々にとっては雲の上の先生方ばかりでしたが、この催しに関わった全員にとって立場こそ違え人間の本心良心を共有できたことを忘れないようにしたいからです。

■日本ホリスティック医学協会中部支部の誕生

第3回の講演会には、発足して間もない日本ホリスティック医学協会のメンバーの方々が聴講されていたことは、後から知りました。この講演会がご縁となり、1991年に同協会中部支部が発足することになり、私が支部長を任されることになりました。これを機会に「生き方懇話会」は解散、協会中部支部に力を注ぐことになりました。私は99年まで支部長を務めさせていただきました。

日本ホリスティック医学協会中部支部の立ち上げには懇話会のメンバーにも何人か入っていただきましたが、初めての方も多く、全体を把握するのにしばらくの時間を要しました。なかには去っていく人もいましたが、次第に落ち着きました。一人一人の主張を曲げることはできないと痛感させられた時期でもありました。

中部支部の活動は、協会内部だけでなく外部からも講師をお招きして毎月一回講演会を催すとともにメンバーの会合も行い、「ホリスティック医学とは何か」「医学と哲学」「東洋医学と西洋医学」「医療と教育」「人間とは何か」など様々なテーマで盛り上がりました。年齢も性も職業も超えた縁だけで集まる自由な語り合いです。一時、南山大学で体験型のセミナーが行われ、講演と体験のバランスのとれた活動が行われていました。

そして１９９５年、ホリスティック医学を広く世に知らしめることを目的に、支部として命運をかけた大イベントを催しました。マスメディアや企業や団体からも応援をいただき、２５００名の愛知芸術文化センター（大ホール）を埋め尽くす大盛況となりました。講師陣は今振り返っても、そうそうたる顔ぶれです。

「人間と地球の健康を考える－ホリスティック広場イン名古屋１９９５」	
総合司会	川津祐介氏（俳優）
講演内容	「ホリスティック医学とは何か？」 日本ホリスティック医学協会会長　藤波襄二 「イメージで癒す－芸術療法の試み」 京都大学教育学部教授　山中康裕 「人間のいのち、地球のいのち」 国際基督教大学理学科教授　石川光男 「共存共栄の条件とＥＭ技術」 琉球大学農学部教授　比嘉照夫
リラクセーションタイム	演奏　マリンバ・ポ二ーズ
シンポジウム	「新世紀に向け、今なすべきこと」 シンポジスト：藤波襄二、山中康弘、石川光男、比嘉照夫　司会：川津祐介
主催	日本ホリスティック医学協会。事務局：同協会中部支部。後援：愛知県、名古屋市、中日新聞社、東海テレビ放送。推薦：愛知県教育委員会、名古屋市教育委員会、愛知県医師会、名古屋市医師会、愛知県歯科医師会、名古屋市歯科医師会、愛知県薬剤師会、愛知県鍼灸師会

■自然観・生命観・人間観なくして医療は成り立ちません

さて、先に述べたヨガ（第9章をご覧ください）とホリスティック医学にはある共通点があります。どちらも「自然」「人間」「生命」の尊厳を目指すものということです。ホリスティック医学は都会型・市民型のヨガと言ってもよいと私は思っています。そして、この3つこそ、今の医学と医療に必要不可欠なものであることに気づいたのです。

自然観・生命観・人間観が生きていくうえで不可欠のものであることは、自らの心身を見れば明らかです。毎日の生活は息をしていること、動くこと、さまざまな欲求は自分の意思のように見えますが、すべて自然の中で自然に与えられたものです。病もうと思って病むわけでもなく、治ろうとしなくても治ります。どんなに精巧な器械を使っても自然に起こることを解明することはできません。どんなに、高価な薬も自然治癒力にはかないません。

「病は氣から」は一般庶民の日常語ですが、医学の中では単に俗説でしかありません。医師も日常に帰れば「氣」を無視することはできないはずです。心理学と生理学は別の学問として括られていますが人間は心理だけで生きている訳でも生理だけで生きている訳ではありません。それらが一体として研究されることがホリスティック医学の立場です。

すべての病気はその人の心が病むから、それがその人の肉体の病気となって現れる。

ソクラテス

次回は、「自然治癒力」についてお話します。

第十一章　病菌を悪玉として攻撃するよりも
心身を平穏な状態に戻すことが
じつは治療で一番、大切なのです。

■「怒りのツボ」と痛み

もう何年も前になりますが、鍼灸のツボを研究していた頃のことです。「怒りのツボ」を見つけました。上腕部の内側（脇）で肘関節より5センチ位、感情の乱れによって圧痛を訴えるところです。この部分を軽く押さえながら、「やっていられない。頭に来た。くたばれ。」などの怒りの言葉を発すると痛みが強くなるのです。感情を込めなくても言葉によってツボが興奮することを知りました。

また、鼓膜のうら側に水が溜まって聞こえが悪い幼児期の子どもたちの体のバランスを調べてみました。診察ベッドに仰向けに寝て両手を万歳するように伸ばしてもらい、術者が両手首を軽く引っ張ります。すると、左右の指先の長さに差があり中には手首ほどの違いが見られます。同時に子どもの左後頭部にしこりがあり、押さえると痛みます。背中を軽く「良い子、良い子」と言いながらマッサージすると治りますが、お母さんの激しい言葉「さっさとやりなさい。バカだねー」を浴びると、強く反応してバランスが悪くなり痛みも強くなるのです。

このことは、悪い感情の言葉に体が反応し、耳の聞こえにも影響していることは十分にありえます。

私は「子どもヨガ教室」を開き、難聴が改善した多くのケースを見ることができ「心と体」のバランスの大切さを痛感しました。

■「攻撃的な診療」から「教育的な診療」へ

こうして私は、日常生活の様々なネガティブな条件が体の不調の原因になるという、シンプルな考え方を推し進めるようになったのです。

もちろん、風邪など感染症と言われる病気は決して原因がないわけではありません。例えば、感情の乱れや不摂生、無理があってのことです。診療で行うべきことは、適切な診断とふさわしい薬の投与ですが、もっと必要なことは、患者本人の行動と環境の改善です。すなわち本人の心身の状態を平穏にすることが大切なのです。病気や病菌を悪玉として攻撃の対象とするのではなく、体に本来備わっている働きこそが主役であって、養生・予防に重点を置いて経過を見ます。

すべてとは言いませんが、無理や疲れによって代謝が悪くなり、その遅れを取り戻すために病気になることは少なくありません。ホリスティックな医療をするようになってからは攻撃的な診療ではなく、その人の持つ自然治癒力を引き出すという教育的な診療になっています。薬で症状を抑えることは出来る限り控える診療のため時間はかかりますが、立派に社会復帰される方を見ますと、診療のやりがいを覚えます。

体の中に敵の存在は認めず、病気は生きるために必然性がある。

■少女のあざが消えた

心身医学に興味を持つきっかけとなった忘れられない症例についてお話します。

知り合いのお嬢さん（小学校6年生）が、こめかみにあざができました。皮膚科の専門医を受診し、薬治療を受けているものの、良くなるどころか次第に大きく赤くなって3～4センチほどになっています。私は皮膚科の専門医でないため、相談を受けたとき一旦は辞退したのですが、知り合いということで診ることにしました。

視診では顔色はとくに悪くありませんが、あまり元気そうではなく、何か隠れているものがあるように受け取りました。彼女は3人兄弟の一番上で、いとこが何人もいます。

彼女が葛藤を起こす問題になりそうな事情を探していきますと、お祖父ちゃんに、兄弟やいとこに比べて特別に可愛がってもらっていましたが、それが重荷になって苦しんでいることがわかったのです。

私自身も子供の頃、よく似た経験があったのでその話をするうちにすっかり打ち解けて彼女本来を取戻しました。不思議なことにそのあざはそれを機会に治りはじめ2週間後には全く消えてしまいました。

家族はその効果に驚き、親戚の人たちも専門外の些細なことでも相談されるようになったのです。そのことを機に、専門医より家庭医への興味が開かれました。

科学的証明がなければ評価しない医学界ですが、このストレス過多の時代に、医療とくに家庭医として開業医こそが日常的な素朴な悩み事に対応できる役割があると考える次第です。

■嗅覚異常や味覚異常の治療

耳鼻咽喉科とは文字通り、耳・鼻・のどの病気を診るのですが、体全体の働きの不調から病気が始まることから専門領域だけで片付けるのではなく、心と体と場の総合的に原因を見つけアプローチを続けています。

この領域では嗅覚異常や味覚異常の感覚障害の治療は困難なことが多いものですが、その中で興味深い症例について2つ、お話しします。

ケース1

【味覚障害になった小学4年生の男の子】

「半年も前から味が全く分からず、専門医で治療を受けても効果がない。通常の薬物治療では味覚障害は治らないかもしれない」と小学4年生の男の子が母親に連れられて来院しました。医学的には、舌のどの部分が異常を起こしているのか詳しく調べる必要がありますが、開業医の私にそのような検査はできません。母親は、味覚が分からなくなった次男の子を含めて、4人の兄弟を連れて診療室に入ってきました。

一通り母親の話を聞いて診療に入りましたが、耳鼻科的な検査には何ひとつ異常が見つかりません。本人だけは緊張していましたが、外の子は元気です。

半年前に何があったか、ですが４人の子どもの中にはそれぞれ個性があり、長男、次男、三男、末っ子として、それぞれの立場があります。末っ子はまだ２歳で親から離れません。家庭の中で次男と三男は特徴が薄いことがあります。母親から４人の性格について話を聞いていくと、次男が控えめで内にこもり我慢強いことが分かりました。そこで、母親に次男と二人だけになる機会をつくってはどうかと提案しました。その結果は驚くほど早く現れました。翌週には80％回復したのです。

【ケース２ 嗅覚障害になった50歳の主婦】

３か月前から、全く匂いが分からないという女性が来院されました。私はかつての病院勤務の経験から、嗅覚障害はビタミンＢ１の注射療法や内服薬では効果がなく、治るとしたら自然治癒によるものと学んでいました。

ご本人は嗅覚異常をもたらした出来事を承知していました。ある日、自転車で買い物に出かけようとしたとき、自転車の買い物カゴに大きな蛇がいたのです。日頃から近所で蛇を見たという怖い話を聞いていたものの、まさか自分の買い物かごに潜んでいるとはビックリで、腰を抜かすほど驚き、自転車を投げ出してしまいました。以来、全く匂わなくなったというのです。

私は患者さんに、ショッキングな場面に遭遇する以前の自分を想念してもらいます。次に、自転車を投げ出した光景を想像上のスクリーンに再現させ、さらに自転車を投げ出したことから遡り、蛇に気づいた場面から自転車に乗ろうとする場面への巻き戻すシーンを想念し続けてもらいました。すると効果が現れ、１か月で完治しました。

現在、多くの病気はストレスから生じることが認められるようになりました。自分で作ったストレスも、他から与えられたストレスも、病因となることは古今東西普遍的であると受け入れられつつあります。誰もが大なり小なり生きていれば個々にストレスを受けています。それが病因であり、治療術が見えてきた現在、将来的に東西医学の隔てなく共通認識として活用されることを期待しています。

次回は、「氣」についてお話しします。

第十二章　回復や治療のためといって辛くてもガマンして頑張ることは自然の法則でいうと逆効果です。

■目に見えないエネルギー「氣」

前回（第十一章）で「病菌を悪玉として攻撃するよりも、心身を平穏な状態に戻すことが治療で一番大切」と述べました。こうした診療の考え方に至ったきっかけを与えてくれたひとつに、じつは合気道との出会いがあります。

日本には古くから伝わる合気道という武道があることをご存知ですか？　多くの方は「相手の力を利用して倒す」という認識をお持ちかもしれませんが、合気道の基本原理は、その名のとおり「相手と〝氣〟を合わす」です。つまり、相手と敵対するのではなく、相手と同じ方向を向くことから全てが始まるのです。

私は、以前にお話した「生き方懇話会」のメンバーのひとり、合気道の先生がご縁となって体験したのですが、「心が体を動かす」ことについて身をもってその事実を学びました。それは医療や教育において大切なことはもちろん、人間そのものを知るうえでも、外しては成り立たないほど、重要な原則を教えていただきました。

心の一端である言葉を発すると身体に影響を与えることについてお話しましょう。例えば、不快な言葉「頭にきた！　弱虫！　情けない！」などを口にすると、身体の安定が崩れ、快の言葉「気持ちが良い」「有り難い」「落ち着いている」を口にすると逆に身体は安定するのです。

自ら発声した言葉が「快」であれば他人に身体を押されても動揺し難く、同様に不快な言葉を発生すると、身体は不安定になり容易に倒れてしまいます。言葉だけでなく、不快な想念によっても動揺し、快の想念ではより安定的です。

体験を続けるうち、身体には不思議な「氣」と呼ばれる目に見えないエネルギーがあることを教えていただきました。このエネルギーは取り出すことができず、具体性がないため、医学にも医学会にも認められていません。しかし、こうした目に見えないものを体験することによって、固かった私の頭は、大きな影響力を持つ「氣」を受け入れることになったのです。

■心身統一合氣道、藤平光一先生との出会い

心身統一合氣道の藤平光一先生にお会いしご指導を頂いたことがあります。とある名古屋の道場で一日合氣道の指導されたときのこと。稽古の後、懇親会が開かれたのですが、先生の隣の席は誰もが恐縮して空いてしまい、私が一番年上ということで座ることになりました。先生との雑談の中でヨガの沖正弘先生のご指導を受けたことなどを申し上げたところから話が弾み「合氣道を通して氣を体験し医療に活かしなさい」「心身医学を診療の基にしなさい」と熱心にご指導をいただきました。心身統一合氣道では「心が体を動かす」「心身を統一して天地と一体になる。」を骨子とし、次の心身統一の四大法則が基本になっています。

一、臍下の一点に心をしずめ統一する
二、全身の力を完全に抜く
三、身体の総ての部分の重みをその最下部におく
四、氣を出す

つまり、リラックスしたまま盤石の姿勢を目的としています。４つのいずれを行ってもよく、体の安定性を体感することができます。

私はこの考え方を、健康づくりのために診療の場でも患者さんの生活に取り入れ活用してもらうことにしました。そして、この体験が端緒になってキネシオロジーにつながり、過去の医学教育にはほとんどなかった生命観と医療観に発展することになったのです。

※藤平光一著「健康の秘訣は氣にあり」東洋経済新報社刊などを参考にしてください。

■アプライド・キネシオロジー、筋肉反射テスト

「病は氣から」と言いますが、すでに述べた鍼灸・ヨガの体験もまさに「氣」です。「心身統一合氣道」によって文字どおり「氣」を具体的に体験したことで一層興味深く思われました。中国古典医書・黄帝内経に「百病は氣より生ずる」とあり、日常的にも「病は氣から」と言っています。

このように「氣」は心の状態によって変わる、ということが筋力と平衡していることが分かったのです。身体が安定的であることは全身の筋力が強く、不安定であると逆に筋力は弱い。つまり、不快な言葉を発声すると筋力は下がり、快の言葉で筋力が上がるというわけです。同時に、不快な想念は筋力を下げ、快い想念は筋力を上げます。

この原理を発見したのは１９６４年ジョージ・グッドハート博士で、その方法がアプライド・キネシオロジーと称せられる筋肉反射テストです。アプライド・キネシオロジーでは、人間が健康な状態でいるには人体の構造と化学的な要素と精神的な面がバランスよく三角形に整っていることが大切とされています。

■合気道と東洋医学の共通点

こうした考えは東洋医学と共通するものがあるように私は思います。例えば、五臓六腑のどこかに異変が見つかった場合、西洋医学はその異変に対して、抗生物質やレーザーなどで攻撃し、取り除こうとします。要するに、病原菌を身体の敵と見なすわけです。それは一見、とても理にかなっているように思えるのですが、抗生物質の投与や化学療法を長く続けると「菌交代現象」といって、体内の細菌のバランスがくずれ、新たな病気を招くこともあることが明らかとなっています。

一方、東洋医学は、五臓六腑のある単独の臓腑だけが異常を起こしているのではなく、すべての臓器のバランスによって機能しているという考え方から、そのアンバランスを整えるにはどうするべきかを重視します。

この考えを実践し、多くの患者さんを救ってきたのが、「操体法」の創始者である故・橋本敬三先生（1897-1993年）です。橋本先生は東北大学の神経生理学研究室で研究された後、外科医として開業されましたが、晩年は自ら考案した整体法である「操体法」を人々に施しました。「操体法」は全国の治療家に広がり、今では整体師や鍼灸師、柔道整復師はもちろん、医師や歯科医師の間でも研究や治療に取り入れている人が少なくありません。

■無理に頑張ることは逆効果、自然の原理原則に従う「操体法」

私は幸運にも橋本先生が存命中、直々に「操体法」を受けることができ、その驚くべき効果を自ら体験しました。ある時、仙台市の閑静な町の中に先生の診療所「温故堂」を訪れ1週間ほど見学をさせていただきました。

当時、私は右足に違和感があり、稼働域が少なくなっており、ぜひ診ていただこうと思いました。診療ベッドに仰向けになった私は、当然、右足に何らかの施術がされるものと思っていたのですが、意外にも先生は、健常の左足を大きく動かすように指示されるのです。左足に軽く負荷をかけ、「もっと動かしてみましょう」と繰り返し言われます。私は言われるままに、夢中になって動かしました。どこも痛くない足ですから、むしろ気持ちいいくらいです。ひととおり動かした後、「では右足を動かしてみてください」先生の言われるままに右足を上げてみると、なんと稼働域が最初より少し広くなっています。左足を10回動かした後、右足を1回だけ動かすリハビリを繰り返すと、右足の稼働域はさらに広がりました。まるで狐につままれた気分でしたが、この体験を通じて私はバランスがいかに重要であるかを学びました。

調子が悪いほうの足を無理に動かすことは、バランスをさらに悪くする。健常な足を気持ちよく動かすことによって、悪いほうの足もそれに合わせて健康度が引き上げられる。これが先生の考案した「操体法」の基本であり、自然の原理原則でもあります。

また、体の歪を修正する治療術も見学し感動しました。「体の歪を取る」とは、病体はバランスに問題があり、体を動かすことによってより「やり難い」方向がある。（例えば、首を右に向ける、左に向けるとどちらかがやりにくい）この時、抵抗を与えながら「やり易い」方向へ動作を行い、頂点に達したとき一挙に全身の力を抜きます。すると、「やり難かった」動作が「やり易く」なりバランスのとれた状態になります。このように、本人が動いてみて「やり難い」から「やり易い」に修正できますと、不思議なことに自覚症状は軽くなり気分がよくなります。

一般的に、やり難く苦しい方へ我慢して向ければ楽になり治ると考えがちです。しかし、操体法では気持ちよく無理のない方向へ体を向けることでバランスが取れるという治療術です。

リハビリ療法の現場では、動かない方の手や足を、一生懸命に動かそうとする光景が見られます。リハビリ療法士の方も「頑張って、もう少し」と少しでも動かすように声がけをします。しかし、「操体法」の自然の原理原則からいえば、無理に頑張ることは逆効果なのです。

生物はあえて苦痛を求めません。体を休めるとき、苦しい無理な姿勢をするでしょうか？　熟睡しているとき病気は治りやすいものですが、決して無理な苦しい寝相はしないはずです。つまり、自然に治る働きを引き出すのは「気持ちがよりよく楽である」という自然法則を活用した治療法であり、健康法とも言えます。

私も、この原理を診療に応用して結果を出しています。

橋本敬三著「生体の歪を正す」創元社より

「生体の歪みは息・食・動・想などの生活の営みが自然の法則に背反することから起こり、その程度により環境に対する不適応が生ずる。—中略—　健康であるためには、生体の基礎構造とその連動の歪みのみならず生活の誤りを正さねばならず、これは個人の責任に帰する」

「極楽」という言葉をよく橋本先生は口にされましたが、身体を極楽の境地に近づけることが最善の治療ということになります。

次回は、ストレスとホルモンについてお話します。

第十三章　警戒期、抵抗期、混乱期、疲労期

ストレスには４段階あり

分泌されるホルモンが異なります。

■ストレスとは何か

私たちはよく「ストレスがたまる」「ストレスを発散させる」などと言いますが、ストレスとはいったい何でしょうか。現代西洋医学では、ストレスを与える要因（ストレッサー）として、次の３つに分類しています。

・物理的要因
・心理的要因
・疲労や感染などの生理的要因

そしてストレスとは、そのような要因に対して身体が起こす防御反応を指します。私たちの身体はストレスに対して必要な体制をとろうとするとき、アドレナリンという分泌物を脳下垂体などから放出します。

アドレナリンとは、身体が警戒の体制をとろうとするとき、ある種の危険信号として分泌され、心拍数と血圧を増やし、代謝を促進させる役割を持っています。そして骨格筋や肝臓の血管を拡張させ、それ以外の血管は収縮させ、血管抵抗を全体的に上げる作用があります。

■ストレスの４段階

ストレスについてひもといてみましょう。ストレス学説を発表したカナダのハンス・セリエは、ストレスの段階を、警戒期、抵抗期、疲労期という３段階に分けています。私はこの学説を参考にしながらも、筋反射テストによって、次の４つの段階に分けてストレスモデルを考えるようになりました。

※筋反射テストとはキネシオロジーのことで、手の指を使うバイディジタルＯリングテストの他にスリーインワン、タッチフォーヘルスなどがあります。

1. 警戒期

ストレスの比較的初期の状態で、ノルアドレナリンの反応が認められます。ノルアドレナリンは、ストレスが新しく、浅い状態のときに分泌されると考えられます。このとき、自律神経や内分泌系においてもノルアドレナリンの反応が見られます。

２．抵抗期
警戒期より進み、臓器の方までアドレナリン反応が見られます。反応の認められた臓器には、細菌感染やウイルス感染が起こっていることもあります。

３．混乱期
アドレナリンに加えて、セロトニンという物質も深く関わってきます。セロトニンとは、神経伝達物質として作用する分泌物で、脳および消化管のセロトニン生産細胞で作られるといわれます。その作用で睡眠を誘うことから「睡眠のホルモン」と呼ばれたりします。アレルギー性の鼻炎などの症状の人の鼻汁からも検出される物質です。

アドレナリンとセロトニンの両方が分泌されるこの時期は、ストレスに対して闘うのか、それともあきらめて反応するのをやめるのかという、とるべき姿勢が判断できずに混乱している状態であると考え、私は「混乱期」と名付けました。これは現代の複雑な病相を捉えていく場合に、非常に重要な意味を持つと考えています。

４．疲労期
この期間に入ると、身体はストレスに対して闘うのではなく立ちすくみ、無力的、絶望的になります。ついに内分泌線と自律神経に、アドレナリンの反応が認められなくなり、セロトニンの反応だけしか得られなくなります。

以上のように、ストレスの状態を４つの段階に分けましたが、必ずしも４つの順序どおりに進むとは限りません。最初から、いきなり疲労期に至ることもあれば、突然に混乱期の状態を起こしたりすることもあります。それが患者さんの本来の体質や性格、そして環境や体験などの原因に依存する割合が高く、自覚症状のないまま無意識のうちに無力感、絶望感にとらわれていたり、無関心に陥ったりするのです。

■がん患者とセロトニン

がん患者の中には、絶望、無力、うつという状態の意識を持った人がかなり高い割合で含まれ、セロトニンの反応が強く見られます。

このことについて、見方を変えると、身体が何らかの要因によってストレスに対してアドレナリンによる抵抗をやめ、セロトニンが関与する虚脱感の中にいると、生活環境の中で発がん物質の影響を受けやすくなり、その結果、がんを発症することもあるのではないかと推察しています。

がん予防およびがん治療のために、がんとセロトニンの関係は、今後いっそう研究していくべき課題だと考えています。

警戒期や抵抗期のストレスは、人間として生きていく以上、避けて通れない当たり前のことだと思います。また、ストレスに対してセロトニンが関与してくる病気については、いかにも人間らしい病であるといえるのですが、人間の生命に与える影響が大きいものです。

今後の医療は、セロトニンの関与から、いかにアドレナリンの関与に戻していくかということを、第一に真剣に考えていかなくてはなりません。つまり、多少の苦境や挫折に陥っても、絶対に抵抗をやめないのが、人間の生きる術だと考えます。いかなるストレスにも立ちすくまないようにすることが、さまざまな病気に対する第一の処方なのかもしれません。

■ストレスを診断するキネシオロジー

ここまでストレスによって分泌されるアドレナリン、セロトニンについてお話をしてきましたが、これらを調べることを可能にしたのが、キネシオロジーという診断方法です。この手法を取り入れてから、私の診療は大きく変わりました。

キネシオロジーとは、筋力の変化をとらえ、身体に生じている異常などを見つけるものです。キネシオロジーのうち手指を使ったバイディジタルOリングテストを考案したのは、ニューヨーク心臓病研究所長で現代医学者、大村恵昭先生です。キネシオロジーという方法を用いて、漢方薬や薬草の検査、さらには新薬の効果について行った検査の結果などが報告されており、医者として大変興味深いものでした。

しかし、最初に方法の内容を知ったときは、正直言うと驚きました。なぜかというと、その方法は、被検者の片手の親指と、一定の条件を満足させることのできるもうひとつの指を対向させせて、その二本の指でつくったOの形のリングを利用するだけの、きわめて簡単なものだったのです。

次回は、私とキネシオロジーとの出会いについてお話します。

第十四章　最初は信じがたかった

Oリングテストが、
診療に欠かせない存在となるまで。

■Oリングテストとの出会い

1985年3月、東京の野口英世記念館において、『西洋医学と東洋医学の結合による新しい診断法―Bi Digital O-Ring Test（バイディジタル　Oリングテスト）の実習』というセミナーが催されました。それは創始者である大村恵昭教授をニューヨークから招く、日本初のセミナーでした。大村先生はニューヨーク心臓病研究所所長であり、マサチューセッツ工科大学教授、シカゴ薬科大学客員教授も兼任される世界的に有名な先生でした。会場は超満員で、私も好奇心いっぱいで出席いたしました。

とはいえ、大村先生の講演内容は、それまで経験した医学とは全く異なる次元のものであり、正直を言いますと、にわかに信じがたいものでした。二本の指でOの形のリングをつくり、他者がそのリングを両手で引っぱって、指が離れるかどうかという反応で診断するというものです。指を使うだけの行為で、臓器器官の機能を調べることも、体に有効な薬剤や食品を選び出すことも可能となり、さらには細菌やウイルスの同定、東洋医学における内臓体壁反射などが明らかになるというのですから、狐につままれたような話です。

その後、半年ごとに関西と関東でセミナーが開かれました。私はいずれのセミナーにも出席し、大きな関心と興味を寄せていたものの、実際の診療に取り入れる勇気はありませんでした。

ある時、ニューヨークの大村先生からお電話をいただきました。

「Oリングテストを診療に使っていますか？」
「いいえ、一度も使ったことはありません」
「どうしてですか？　これほど、精度の高い方法なのに」

このように、大村先生にお叱りを受けたこともありました。それでも、診療にOリングテストを取り入れることにはためらいがありました。医師会や医学界などから「奇抜な検査法」と非難されることを恐れたのです。

■初めてOリングテストで診察をした日

それから何か月か過ぎた頃、忘れもしないことが起こりました。午前に診察治療した女性の患者さんが、午後再び来院されてこう言いました。

「処方していただいた薬を飲んだら、こんな状態になりました」。

顔は真っ赤で呼吸困難の状態は、明らかに薬物アレルギーによるものです。カルテを確認すると、3種類の薬が投薬されており、そのひとつはペニシリン系の抗生物質でした。私の診療上では、必ず窓口で薬物アレルギーの既往について確認しますし、私自身、診察時に確かめていたにもかかわらず、アレルギーが起こってしまったのです。

私は思い切って、Oリングテストを行ってみることにしました。セミナーで学んだ方法により、投薬した3種類の薬を一つずつ、患者さんの左の手のひらに載せ、右手の指でつくった輪の力を調べてみたのです。すると、ペニシリン系抗生剤を載せたときに限って、輪が維持されないばかりか指がダラーと伸びてしまうのです。他の薬剤とは、まったく違う反応です。

「Oリングテストは本当だった！」

思わず叫んでいました。さらに、患者さんの指の輪を最も強くする薬を探し求めた結果、ひとつだけ見つけることができました。その薬を投薬して帰っていただきました。

翌日、その患者さんを診察すると、発疹も呼吸困難の症状もなくなり、見事に回復していました。まさに驚きです。ダブルパンチを受けた気持ちでした。この出来事をきっかけに、Oリングテストは私の診療になくてはならない存在となったのです。それは今日まで、ずっと続いています。

すでに、鍼灸、ヨガ、心身統一合気道、操体法の目に見えないエネルギー氣について体験を述べてきましたが、Oリングテストこそ、その事実を確かめることができる道具といえるでしょう。

■辛かった職員からの反対

しかし、Oリングテストを使っての診察をめぐっては、様々な障害がありました。なかでも辛かったのは、職員から反対されたことです。看護婦の資格をもつ職員に「世間では、先生の悪い噂も立っていますよ」と忠告されたことは今も忘れられません。また、患者さんのなかには「これは宗教ですか？」「若い女性の手に触れていいですね」と皮肉った人もいます。

その一方で、私が信じるOリングテストを支持し「やめないで下さい」と励ましてくれる職員もいました。やがてマスコミがOリングテストに注目するようになると、テレビ番組で特集が組まれ、私の診療所も取材されて世間に知られるようになりました。

大村先生とOリングテストとの出会いは、生涯かけての医療を支える貴重なものです。ホリスティック医学、統合医療もまた、Oリングテストの活用によって一層ダイナミックに語ることができますし、私が個人的に勉強していた「高麗手指鍼療法」にもOリングテストを活用できます。私のなかでOリングテストはどんどん可能性を広げていったのです。

次回は私とキネシオロジーとの関わりについてお話します。

この章では「Oリングテスト」という名称を記載しましたが、次回以降は「キネシオロジー」で統一いたします。筋力の変化をとらえ、身体に生じている異常などを見つけるキネシオロジーにはさまざまな方法があり、手指を使うOリングテストもキネシオロジーに含まれます。

第十五章　問診、視診、触診、打診、聴診に筋診（キネシオロジー）を加えてこそ全人的な診察ができると考えます。

■キネシオロジーとストレス

キネシオロジー（Oリングテスト）について語るとき、「気」は非常に重要な意味を持ちます。今までも「気」についいては何度もふれてきましたが、ここでは鍼灸における物理的なエネルギーの「気」について紹介したいと思います。

鍼灸でいう「気」とは、体に小さな磁石のN極S極を貼ることで流れるエネルギーのこと。経絡という一筋のエネルギーの流れに沿うようにN極→S極の順に磁石を貼ると、ある個所の痛みが軽くなり、その反対に貼ると痛みが強くなります。鍼灸とは電気の流れを調節することで、こうした流れを「気」と呼んでいるのです。この得体の知れない「気」は科学的根拠がないという理由で、なかなか取り上げられませんが、キネシオロジーに出会ってから、筋力もまた「気」の状態を表現していると納得することができました。

キネシオロジーでマイナスになる（筋力が下がる、指が離れる）ことは「気が乱れる」ことであり、ストレスを受けたと判断できるため、ストレス学説に関心を向けるようになっていきました。ストレス学説なら西洋医学でも受け入れられており、漢方医学でも病因論でほぼ同じことが記載されています。

中国医学の病因論

○「百病は、皆、気より生ず。怒れば気上がり、喜べば気緩み、悲しめば気消え、恐るれば気行（ゆきわた）らず、驚けば気乱れ、熱すれば気泄（も）り、寒すれば気収まり、労すれば気耗（へ）り、思えば気結ばる」

黄帝内経

○漢方医学では、人が病気になる「病因」を3つに分類

内因　感情（内傷七情：喜・怒・憂・思・悲・恐・驚）

外因　外的刺激（六淫：風・寒・暑・湿・燥・火）

不内外因　生活背景（飲食不摂生・房事過多・毒獣毒虫・金創）

中国古書「三因極一病証方論」

■化学物質をつかって「心を科学する」

西洋医学と漢方医学の共通点であるストレスに着目した私は、キネシオロジーとストレス学説（十三章参照）を結びつけることにしました。さらに、ストレス学説に関係する化学物質（ノルアドレナリン、アドレナリン、β-エンドルフィン、セロトニン、ドーパミン、ヒスタミン、副腎皮質ホルモン、オキシトシンなど）を使って「心を科学する」ことにしたのです。具体的にいうと、ストレス学説の各時期と化学物質を次のように当てはめることにしました。

○警告反応期――ノルアドレナリン
○抵抗期―――アドレナリン
○疲憊期―――セロトニン

しかし、これだけではキネシオロジーによって恐怖・不安・緊張を与えるだけです。そこで「ストレスは健康に悪い」というストレス悪玉論ではなく、「ストレスに対抗し、新しく進化する」チャンスと切り替えられるよう、様々な治療術を使って症状の回復を図ると共に、生き方と生活を改善する診療を確立していったのです。

例えば、ご主人を亡くして、体調不良を起こしておられる80歳のお婆ちゃん。両膝が痛くて困っていると来院されました。その方に「お家では?」と問いかけますと、指が開くネガティブな反応が出ます。「もし御主人が側にいたら?」と問いますと、ポジティブに変わります。そこで「ご主人の体はなくなっても、魂は残っていると言います。どうか、御主人と一緒のつもりで話しかけてください」と会話を続けるうちに、体調不良がなくなり、やがて元気になりました。

このように「心を科学する」ために、様々な化学物質をつかってテストをしています。これによって、自分の役割、他者との関係性、環境との関係性、幼い頃の両親との関係性、自分に対する評価、など、じつに多くを調べることができます。

〈キネシオロジーで指が離れた場合に推察できること〉

ノルアドレナリン	イライラ、焦る、腹が立つ、緊張する
アドレナリン	重い、辛い、苦しい
セロトニン	閉塞、絶望、挫折
エンドルフィン	至福、快感、悟り、丁度よい
オキシトシン	愛、幸福感
ドーパミン	中毒的、麻薬的、自分の世界
ヒスタミン	アレルギー、混乱、錯綜
サブスタンスP	痛み

■筋診（キネシオロジー）の重要性

キネシオロジーを診療に取り入れて30年が経過しました。そして強く感じることは、医療には少なくとも医学と人間学が必要であり、キネシオロジーのより深い導入を進めたいということです。

いつの日か、問診、視診、触診、打診、聴診に加えて筋診（キネシオロジー）が診察に加わり、患者さんを全人的包括的にとらえるホリスティック医学として活用されるよう願っています。

〈キネシオロジーとは〉

キネシス（kinesis）〝運動、動き〟とロゴス（logos）〝学問〟を合成した言葉です。１９６４年、ジョージ・グッドハート博士がアプライドキネシオロジー（筋反射テスト）を発表。当時は医療家や治療家向けでしたが、それを基に派生的に一般家庭で使えるためのタッチフォーヘルスやスリーインワンという感情解放のためのキネシオロジーが開発され広がっていきました。私は１９９５年頃にスリーインワンに遭遇し、それを診療にも取り入れ「心」を中心に学ぶことができました。指を使うバイディジタルＯリングテストは、キネシオロジーのひとつとも考えられます。

次回はキネシオロジーのさまざまな手法についてお話します。

第十六章　ストレスの原因を見つけ出し解放へと導くキネシオロジー。

■おでこに手を当て、ストレスから解放するESR

筋力とストレスの関係を調べていくうち、筋肉には普遍性があって、ストレスに対して全身のどの筋肉も同時に反応していることや、筋肉は「イエス」か「ノー」にも答えてくれるという、じつに不思議な機能を持っていることを知りました。

そのきっかけとなったのは、20年以上前に南山大学（名古屋）で隔月で開催された、ホリスティック医学協会中部支部のセミナーでした(当時、私は同中部支部の代表を務めていました)。このセミナーに、キネシオロジーを海外から取り入れ国内で広めた石丸賢一氏をお招きしたのです。石丸氏は京都大学の哲学科出身で、キネシオロジーの分野を中心に国際的な活動を続けていました。

セミナーではキネシオロジーの実技が行われ、そのモデルとして私が選ばれ、聴衆の前に出て石丸氏の左隣に立ちました。

彼は私に「右足の太腿を思いっきり上げて下さい」と命じました。体が不安定になり、私は彼の肩に右腕をかけました。次に、「あなたの上げた太腿を私が押し下げから、できるだけ耐えてください」と私の右膝をぐいと押し下げます。膝は10センチほどですが下がりました。

続いて彼は「では、不幸なことでも不快なことでも良いですからネガティブな事柄を想念してください」と指示しました。私は言われたように、不快なことを思い浮かべました。彼が先ほどと同じように私の膝を押し下げると、もろくも私の膝はくずれ落ち、床に足先が着いてしまいました。

このことから、不快な言葉や状況を想念すると、足の筋力は通常より下がることが分かります（逆にポジティブな想念では筋力は下がりません）。ただし、ここまでは手の指を使うOリングでも経験済みのことです。

続いて彼は「次に左の手のひらをおでこに当て、同じことを試してみましょう」と言いました。私は左手を自分のおでこに当て、不快なことを想念しました。彼が私の右膝を押し下げると、今度は不思議です。右膝はビクともしません。つまり、筋力は下がらないのです。

この体験によって「おでこに手を当てると筋力が下がることを防ぐ」ことを学習しました。そう言えば、人は困ったときや思案するとき、ごく自然におでこに手を当てます。これを、キネシオロジーではEmotional Stress Release（ＥＳＲ）と言います。私は患者さんをストレスから解放するために、このＥＳＲを診療で活用するようになりました。その事例をひとつ、紹介しましょう。

ケーススタディ

父親にストレスを抱えた30代の女性

初診時にいきなり「先生、人はなぜ死んではいけないのですか」と尋ねた女性がいました。突然のことで、私は少々驚きました。「もう2度も自殺をはかっているので死ぬことは怖くありません」と畳み掛けられました。詳しく話しを聞いていくと「私は父親から嫌われています。お前なんか、オレの子じゃないと父は言うんです」。

彼女は看護師の資格を持っていますが、そのときは働く気力もなく、仕事はしていませんでした。

キネシオロジーの検査で、彼女が父親に対して強いストレスを持っていると同時に、快感のサインであるエンドルフィンとオキシトシンにも反応があることが分かりました。彼女の本当の心の内は、父親に対して「愛しい」という感情を持っているのです。そこで私はEmotional Stress Release（ESR）という技術を使うことにしました。子どもの頃からの父親との葛藤を回想してもらい、私が彼女のおでこに手を当てるのです。回想する時期は、その都度、変えていきます。これを通院してもらいながら何回か続けました。徐々に父親に対するストレスから解放され、彼女は元気を取り戻していきました。そして一人住まいを始め、看護師の仕事も再開しました。

じつはこのエピソードには続きがあります。

何年か過ぎた頃、再び彼女は興奮した様子で来院しました。やはり父親のことでした。久しぶりに実家に変えると、祖母が弱ってきたので、父親が「お前ら、面倒をしっかり見ろ」と命令したそうです。彼女は訳も分からず、父親の手にかみついたというのです。その日はひととおり話を聞き、帰ってもらいました。

翌日、待合室で興奮して大声でわめいている人がいます。なんと彼女の父親です。診察すると「うちの娘はとんでもないヤツだ。手に噛みつきやがった」と乱暴な言葉です。私は彼女のカルテを取り出し、キネシオロジーで明らかとなった本当の心の内をお伝えしました。「娘さんはお父さんに〝愛しい〟という心を持っているんですよ」と。父親は急に神妙になり、じっと黙っていました。そして待合室での大声とは別人のように、小さな声で「分かりました。ありがとう」と医院を後にされました。父親もまた、ストレスから解放されたのかもしれません。

〈ESR〉

私たちは困った時、思案しているとき、構想を練るときなど、本能的におでこに手を当てます。キネシオロジーの先達は、この動作をストレスの解放に活用しています。

次回でも、キネシオロジーを使ったケーススタディを紹介します。

第十七章　キネシオロジーを使って患者さんの身体に尋ねてみる。その〝場〟こそ、医療の原点です。

■キネシオロジーと自律神経の関係

キネシオロジーは、アプライド・キネシオロジー（応用キネシオロジー）として約２００種類以上もの方法があり、世界１５０カ国以上で何百万人もの人々に活用されているといわれます。これほど多くの国や人々に支持される理由のひとつとして、私たち医者にとって非常に興味深いものの、検査機器などで診断できない自律神経のバランスの変化を、いとも簡単にキネシオロジーで調べられることが挙げられます。

私のキネシオロジーは、有名な「ストレス学説」を柱に置いています。詳しくは十三章に書いていますが、ストレスには「警戒期」「抵抗期」「疲労期」の３つの段階があり（私は抵抗期と疲労期の間に「混乱期」を加えて４つの段階としています）、第１段階の警戒期にはノルアドレナリン、抵抗期にはアドレナリン、最後の疲労期にはセロトニンに対して、それぞれ患者さんが反応することが分かっています。

反応する、というのは、筋反射が見られるということ。つまり、自律神経でいえば交感神経が優位となって緊張した状態にあるということです。

人間は、交感神経と副交感神経のバランスを振子のようにして取っているわけですが、心に何らかの問題やしこりを抱えていると、つねに交感神経が優位となって、本人さえも気づかない無意識の部分で、その問題に関係するキーワードに対して、身体が反応してしまう（筋反射）。そうした状態を緩和し、振子を元に戻すことが、治療の一環であると私は考えています。

ケーススタディ1

耳が聞こえなくなった女性

「耳がボーンとしてフタをしたみたい」という女性の患者さんが来院されました。「あちこちの病院にかかったのだけど、いっこうに良くならないし、聴力検査をしても異常がないといわれるのです」と悲しそうに訴えます。念のために聴力検査をしましたが、やはり異常はでません。そこでキネシオロジーを使って、彼女の身体に問いかけてみることにしました。

すると、ノルアドレナリンとアドレナリンに反応を示すわけです。つまり何かに対して、気がかりなことがあるということです。さらに詳しく調べていくと、職場で腹が立っていることがあることが分かりました。

「あなたは、職場のことでカリカリと怒っているね」

私がそう言うと、彼女は笑い出してこう言いました。

「どうしてそこまで分かるのですか？」

「あなたの身体が反応していますよ」

結局、彼女は職場の上司に対して、いろいろな不満を抱えていました。耳がボーンとする原因は耳にはなく、彼女と上司の関係性にあったのです。しかし、一般的な耳鼻科の診察では、そのようなことは決して聞き出せないはずです。耳がボーンとしていると聞けば、原因は不明でも薬を処方するしか方法がない。薬がダメというわけではありませんが、ケースによっては、キネシオロジーで原因をつきとめ、いち早く回復へと向かうことも少なくないのです。

では、なぜ耳に症状が出たのでしょう。全身で生きている中で個体に負荷が生ずると防御作用が起きるのではないでしょうか？　耳を塞ぎたい気持ちとよく言いますが、耳に防御作用が起きて全身を守っていると考えると辻褄が合ってきます。つまり、耳の症状が必然的に起きていてそれで全身のバランスを整えていると考えられないでしょうか？

ケーススタディ2

血便で苦しんでいた女子中学生

２年もの間血便で苦しんでいた中学生の女の子がいました。トイレに行く度に出血するのですから、心身がまさにボロボロの状態でした。我々の学んできた医学は症状を対照にしていますから、当然止血剤と出血部位の確認が大切になり、全身管理にも気を配らねばなりません。そのことを彼女はずっとしてきましたが、状態は決してよくなっていません。

そこで、体全体にとって血便を悪と見る見方から、出血することは全身のバランスを調節する必要性があってのことかもしれないと誘導していきました。

すると、徐々に悲観的なマイナスエネルギーが減って余裕が見えてきました。

このネガティブなエネルギーこそが問題を引き起こしていたため、それを緩めることによって、次第に顔色が良くなりほっとした様子が見られるようになったのです。彼女は、体には生きるための最善のことをしているのだと気づきつつありました。そして、ついに血便を必要としない体になったのです。これらの症状と経過をキネシオロジーの技術で確認しながら、ストレスからの解放に努めました。

■医師と患者の間にかけがえのない〝場〟、それがキネシオロジー

キネシオロジーを使うとき、私は患者さんに対して全身を研ぎすまし、こういうことかな、と相手についていろいろ探りながら診ていきます。すると、自然に医師と患者の間にかけがえのない〝場〟が生まれます。その場こそが、治癒力を引き出すのです。時間はかかりますが、治療が非常に面白くなります。

キネシオロジーは通常の西洋医学ではなかなか受け入れてもらえないのですが、一歩踏み出して、こういったものを治療に活用すれば、医者も患者も喜ばしい結果が導けるのに、と思います。

何度も申し上げたかと思いますが、患部だけが生きているわけではありません。煙に当たりますと、

目がしょぼしょぼして涙が出ますよね。涙を出すことで体が守られている。体に悪い不適切なものを食べれば嘔吐や下痢で防御し、症状が出尽くしたときに元に戻り健康状態を取戻します。風邪をひくべきときには風邪をひくことで全体としてバランスが取れると言うことになります。ケーススタディ２でご紹介した女子中学生の出血も、必然性があってのことだと言えるのではないでしょうか。

このように、私の医療の方針は病状を悪として治療の対象とするのではなく、そうさせている条件に目を向けての対策を考えます。一方、ネガティブな患部を標的とし、診断名をつけて画一的に治療を行うだけの医学では、心身と環境などの全体に行き届く視野に立つことが難しいのではないかと思います。

「心が体を動かす」ことを身を持って体験するなかで、診療において大切なことは、安心、自信、信頼、感動を与え自然治癒力を高めることだと信じています。外から与える医療技術にそれほどの力はありません。本人の有り方次第で治癒力が上がるという本来の「人間性」と「生命の尊厳」をもととした医学と医療が求められていると感じています。

第十八章　患者さんの身体の声を聞き

その内容に従って治療を行う。

主治医は患者さん自身です。

■指でリングをつくるだけでなぜ分かる？

キネシオロジー（筋反射テスト）で診察するとき、私は指の筋力を使います。まず患者さんが二本の指でOの形のリングをつくり、私がそのリングを両手のリングで引っぱって、指が離れるかどうか、その反応を見ながら原因を探っていきます。身体のどこが悪いのか部位を探ることもあれば、患者さんのストレスの原因は何なのか家族関係や職場関係を探ることもあります。また、十種類以上もある花粉症の薬のなかで、いずれが適しているかもほぼ正確に見つけ出すことができます。

「指でリングをつくるだけでなぜいろいろなことが分かるの？」と、キネシオロジーについて理解されない方も少なくないので（かつては私もそうでした！）、今回は改めて、キネシオロジーについて分かりやすくお伝えしたいと思います。

キネシオロジーは、身体の筋力を応用して身体を診るというもので、１９６０年代、身体運動の研究者であるアメリカ人のジョージ・グッドハート博士が確立した「アプライド・キネシオロジー（応用運動機能学）がすべての始まりです（第十二章参照）。今ではアプライド・キネシオロジーはアメリカで科学的方法として認められ、その流れを組んだ「タッチフォーヘルスキネシオロジー」も世界100カ国以上に普及しているほど、医療関係者やスポーツドクターなどの間では名の知られたものです。

「筋力」というと身体の一部分を思うかもしれません。しかし、心と身体すべてとつながっています。「火事場の馬鹿力」といって、生命の危険が迫る緊急事態に、ものすごいパワーを発揮する例がありますが、命の危険を察知した脳が筋力に指令を出したともいえます。これは特異な例ですが、私たちは似たようなことを日常的に経験しています。

例えば、嫌なことがある日は、目が覚めても布団のなかでぐずぐずして、朝から身体が重かったりだるかったりしませんか。逆に、デートの約束や、楽しみなことがある日は、ぱっと元気に布団から飛び起きたという経験はありませんか。あるいは、苦手な人と長時間、一緒にいるだけで、どっと疲れたりしませんか。いずれも、特に身体を使ったわけでもないのに、本人の意志とは関係なく、筋力が弱くなったりしていることを示しています。

こうした筋力の変化を利用した検査法がアプライド・キネシオロジーで、もともとは腕や足の筋力の変化によって検査をしていました。しかし、これらは上腕筋や大腿四頭筋といった大きな筋肉を使うため、患者さんの疲れなどの影響を受けやすいという問題がありました。そこで新たな診察法として、指の筋力を応用して身体の異常を見つける方法「バイ・デジタル・O-リングテスト（第十四章）」が登場し、広まっていったのです。

とはいえ、最初は誰もが半信半疑です。検査機器も使わず、身体の一部の筋力を使うだけで、患者さんの身体の状態が分かるなんて、それまで西洋医学にどっぷり浸ってきた私にとって信じがたいことでした。しかし、その一方で、西洋医学の限界を感じていたことも事実でした。これについては第五章に書かれているので割愛しますが、患者さんを病名というジャンルにふるい分けして対症療法するのではなく、症状の原因を探って根本的な治療をするために、一人ひとりの身体の声にもっと耳を傾けたいという思いを強くしていたのです。

私はある日、キネシオロジーを使って、身体にストレスや負荷を与えている物質について試してみることにしました。人体に放射線が当たった状態でキネシオロジーを行うと、リングをつくった二本の指がぱっと開いて筋力が下がっていることを示したのです。放射線をオフにすると、二本の指は閉じたまます。これには驚きました。身体が放射能を感じて、指の筋力が反応したのです。

その後は、恐る恐るではありますが、患者さんの身体に適した副作用の出ない薬を選び出したり、患者さんの心の悩みに触れてみたりと、キネシオロジーを使って患者さんの身体に問いかける機会が少しずつ増えていくようになりました。キネシオロジーでは、患者さん自身が気づかない、無意識や潜在意識の部分まで明らかになるので、ときには感情が高ぶって涙される患者さんもいらっしゃいます。真の原因と向き合うことで、すとんと症状が消えることもあり、心と身体はひとつなのだと実感させられます。

■もっと患者さんのことが知りたい。症状の原因が知りたい。

ここでぜひ私が皆さんにお伝えしたいことは、キネシオロジーはあくまでも、診察の補助的な手法のひとつだということです。医療機器を駆使しても原因が分からない症状や体調不良の原因を探るのは、暗闇のなかで探し物をするようなもの。そんなとき、キネシオロジーを使って患者さんの身体と対話をすると、羅針盤のように原因や要因へと導いてくれるのです。

もちろん、患者さんの身体と対話するには、それなりの時間を必要とします。さまざまな問いかけをし、筋力の反応を見ながら核心へと迫っていくわけですから、「3分治療」といった患者さんの顔もろくに見ない診察では、到底、キネシオロジーを使いこなすことはできません。じっくり時間をかけて患者さんと向き合う根底には「もっと患者さんのことが知りたい。症状の原因が知りたい。何とかこの患者さんを治してあげたい」という医師としての強い思いがあることは言うまでもありません。

副作用のない薬を処方するとき、つねに私はキネシオロジーで選択をしています。1ヵ月前は患者さんに適合していた薬も、症状が軽くなっていくことで、相性が変わることもあるからです。先日も、Aという薬を長く服用していた患者さんの身体に尋ねてみると、Bという薬のほうが良いというので、さっそく変更したのですが、それによって薬剤の点数が下がりました。医療事務を担当している家内は「あれだけじっくり話を聞いたうえに、薬代が下がったの」と小さなため息をついていました。しかし、それが本来の医療のあり方だと私は思うのです。

ケーススタディ1

扁桃腺が腫れた12歳の女子小学生

Nさんはサマーキャンプから戻ってきてから、唾液が呑み込めないほどの喉の痛みを訴えていました。発熱は39度にもなりました。診察してみると喉の右側の扁桃腺の周りが赤く大きく腫れていました。

そこでキネシオロジーを使って手持ちの抗生物質を調べたところ、1種類の薬が患部に有効でしかも他の臓器器官に副作用がないことも確かめられたので、その薬を与えました。服用を始めて二日後に腫れが引きましたが、食事はまだ十分とれません。しかし、四日目には喉の充血もとれ食事も正常に取れるようになり六日目には治癒しました。

■迷いのない、シンプルな医療

キネシオロジーを使うことで、自分が思いもしなかったことが分かり、患者さんの症状が改善していく姿を目の当たりにすると、感動すら覚えます。

キネシオロジーの根本的な考えは、患者さんの身体に教えてもらう「主治医はあなた」です。私はただ患者さんの身体の声を聞き、その内容に従って治療を行っただけのことです。これほど迷いのない、シンプルな医療があるのでしょうか。このすばらしい画期的な方法が取り入れられるようになれば医療は変わる、そう信じています。

次回は私が実践しているキネシオロジーと統合医療についてお話します。

第十九章　西洋医学とキネシオロジー、ヨーロッパで期待される新たな統合医療のかたち。

■キネシオロジーと統合医療

精密機器などを使わず、患者さんの筋力の反応を見ることで診察をするキネシオロジー（筋反射テスト）は、西洋医学とは対極にあるように感じる方もいることでしょう。しかし、キネシオロジーは欧米の統合医療において、積極的に取り入れられようとしています。

そのシンボリックな出来事として、２０１３年12月18日、パレスホテル東京で、「第７回欧州統合医療会議とバイ・デジタル・Ｏ-リングテスト国際シンポジウム共同開催調印式の集い」が開催されました。さらに２０１４年10月、セルビアの首都ベオグラードで開催された「第７回 欧州統合医療会議（European Congress Integrative Medicine)」（ＥＵ25加盟国が加入）では、バイ・デジタル・Ｏ-リングテストのセッションなどが設けられました。

バイ・デジタル・Ｏ-リングテストはキネシオロジーの流れを組むもので、これらの世界的な学会は、統合医療のなかでキネシオロジーが重要な役目を示すことを明確にしました。じつはセルビアの欧州統合医療会議には、私も講演者として出席し、その空気を肌で感じることができました。学会では、Ｏ-リングテストの創始者である大村恵昭氏（日本バイ・デジタル・O-リングテスト医学会会長）による講演が行われ、異常部検出テストで異常部を発見し、その原因を共鳴テストで解析するO-リングテストの理論と実践についての概論が述べられました。

その後、Alojz Peterle氏（EU対ガン議員連盟代表）による、統合医療についての講演が行われました。ご自身も11年前にがんを患ったというPeterle氏は、ヨーロッパで3人に1人ががんにかかると言われており、いまだにその数字は伸びている現状を挙げながらこう述べました。「ヨーロッパ全体で医療費は大きな問題となっており、患者が健康のためにもっとお金を出さなければならない状況となっている。最も費用が大きいのは薬であり、コストを下げるには、従来とは違う角度で考えなければならない。その答えの一つが代替医療ではないか。25カ国が加盟しているEUには25種類の異なったヘルスシステムがあり、代替医療へのスタンスもそれぞれだが、代替医療の必要性を認める声は多い」。

ガンという重篤な病気と向き合っている大きな組織が、自ら代替医療への期待を語ったことは非常に意義のあることだと思います。この学会の目的は、従来の医学と、バイ・デジタル・O-リングテストなどの補完医学をどのように統合していくか。つまり、統合医療の未来への発展を目指すものです。

第７回欧州統合医療会議（European Congress Integrative Medicine）
・開催地：セルビアの首都ベオグラード
・参加国：31か国
・テーマ：２０１題
補完医学、統合医療、伝統医学、量子医学、統合歯科、ＢＤＯＲＴ（Bi-Digital O-Ring Test）、鍼治療、アユルベーダ、ホメオパシー、ヨガ、太極拳、ハンドテラピー、催眠、瞑想、カイロプラクティック、オステオパシー、サプリメント、レーザー治療、色彩療法、マヤ医学、腫瘍学、耳鍼、マイクロウエーブ、マクロビオティック、温熱療法

医療費増大などを背景として、統合医療へのムーブメントはヨーロッパで盛んなのは事実ですが、じつは日本でも２０１０年、国家的に統合医療を支援しようという流れがありました。当時の鳩山内閣総理大臣が、健康寿命を延ばすために「統合医療」の積極的な推進について検討を進めることを揚げ、厚生労働省ではプロジェクトチームを発足させていたのです。

「統合医療」の特長として

・患者中心の医療

・身体、精神、社会（家族、環境など）、スピリチュアルな面を含めた全人的医療

・個人の自然治癒力の促進により、治療のみならず、健康増進を目標とする

が挙げられます。

もともと日本は、東洋医学と慣れ親しんできた国です。上記のような内容は、もともと医療において実践されてきたともいえるのではないでしょうか。西洋医学の台頭によって、ほとんどの医師が身体を部位に分けて診断する西洋医学に傾倒し、その技術や知識を高めてきましたが、それだけでは不十分であることをだれもが気づき始めています。「統合医療」は、医療の本質へと近づく、重要な役割を担っていると考えます。

■まず害をなすなかれ（ヒポクラテス）

ヒポクラテスによるこの有名な言葉は、医療の原点というべきものです。しかし実際は患者さんに対

して、病院や治療が「怖い」「痛い」「苦しい」というイメージを与えてはいないでしょうか。医者の立場から言うべきことは憚られますが、「医療が病気をつくる」という極端な表現の記事すら、見受けられています。

キネシオロジーは、注射針も使わなければ、放射線を発することもありません。身体にいっさいダメージを与えることなく、患者さんの身体や心の状態を調べることができるのです。一方、西洋医学では、注射針を使った採血、放射線を利用した検査など、患者さんに負荷を与える検査が多くあります。薬剤についても、患者さん一人ひとりの副作用について調べることなく、症状別・病名別に、薬品会社の勧めるままに使用しているケースがほとんどだと思います。

キネシオロジーと出会い、患者さんに何の負荷を与えることもなく、さまざまな診療ができるようになったことで、私はヒポクラテスの言葉の重みを改めて感じています。

次回は、共同学会で私が発表した講演会の内容をお伝えします。

第二十章　手は全身の縮図である。

その手のひらを治療の場とする

高麗手指鍼（こうらいしゅししん）

■「高麗手指鍼療法」の創始者、柳泰佑先生との出会い

「高麗手指鍼療法」の創始者である韓国ソウル在住の柳泰佑先生は、私の長い人生の中で、とても深い信頼関係をもってお付き合いさせて頂いている数少ない方のおひとりです。

これから紹介する「高麗手指鍼療法」は、私の理想的な健康法治療法としてお勧めできる条件が揃っています。

〈高麗手指鍼療法の特長〉

1. 手は日常生活でもっとも有用性が高く便利である
2. 「手は全身の縮図」であるから、手を使うことは全身を使うことである
3. 危険がなく安全で副作用がない
4. 今すぐこの場で活用できる
5. 自然治癒を促す
6. 治療と予防と健康増進に役立つ
7. 手は第二の脳とも言われ、心身の安定に役立つ

8. 安価である

その他にも、手指鍼療法は自分が主治医になって自分を治療できる。他人にもしてあげることができる、人と人のコミュニケションに役立てることができるといった利便性があります。

ここで、リンカーンの有名な言葉が思い出されます。

高麗手指鍼は「人民の、人民による、人民のための医療・医術」というものです。

日本に高麗手指鍼療法が初めて紹介されたのは１９７７年、韓国の宋台錫博士による「医道の日本」誌への連載です。その記事をじっくりと読んでいた私は興味を抱き、柳泰佑先生が来日されることを知り聴講することにしました。

１９７8年5月、柳先生は京都のタワーホテルで催されたトポロジー学武会（学長・間中喜雄博士）に招かれ高麗手指鍼を初めて日本で披露しました。当時、先生は32歳で既に高麗手指鍼療法を体系立てており、まさに神童の印象を強く受けたのです。トポロジー学武会の学長である間中先生を患者のモデルとした的確な診断と治療のデモンストレーションに、私は少なからぬ感動を覚えました。

懇親会の席上、柳先生と親しく会話を交わし、それを縁に度々先生から著書を送っていただきました。

当時、私はヨガと耳鍼法（耳を全身とみて治療する方法）や操体法を診療に取り入れていました。本格的に手指鍼療法を始めたのは１９８４年３月、東京での２日間の柳先生の集中講義に参加し、基礎から習得したことがきっかけです。

■手を全身として捉える「高麗手指鍼療法」

「高麗手指鍼療法」について紹介する前に、「耳」を全身とみて治療する「耳鍼法」について述べます。

この治療法は中国とヨーロッパの民間療法として知られ痩せるツボとして一時有名になりました。

「耳」をよく見てみましょう。胎児がお母さんのお腹にいるときの姿、つまり頭が下、足が上、胸や腹を抱えこんでいる体位に似ていませんか？

耳たぶが頭に当たり、耳穴を取り囲むように内臓、フレーム状の耳介の軟骨が背骨に当たります。体の痛みなどは不思議に、耳を全身とした場合、耳の相応する部分にも痛みが現れることを発見しました。また、耳鳴り、難聴、めまいなど、不調のある耳は触ると硬いことが多く、ほぐすことで滞りが改善し症状が楽になることもありました。

手のひらを全身とする「高麗手指鍼療法」、耳を全身とする「耳鍼法」、いずれもゾーンセラピーといって、身体の一部（ゾーン）を治療の場とする点では同じです。私は耳鼻科医ということもあり、「耳」を全身とみて治療する「耳鍼法」を診療に積極的に取り入れていた時期がありました。しかし、「手」はより利便性が高いと判断し「高麗手指鍼療法」を活用することにしました。

「手」は「耳」より分かりやすく簡単です。まず、自分の手の甲を見て下さい。それは「あなたの後ろ姿」です。そういきなり言われたら驚かれるかもしれません。

左手で説明しましょう。

中指先は頭に相当します。手の中指先端から手首の中央に向けて引いた直線を想像してください。その線に沿っていくと手首上の窪んだところに当たります。そこが、仙骨とお尻に相当します。そして、中指の第一関節部が後頭部のボンの窪と言われるところ、第二関節までが頸椎で関節は環椎と言って胸椎の一番、第三関節が胸椎の九番に当たります。そして、薬指が左上腕、小指が左下肢です。人差指が右上腕、親指が右下肢です。

手をひっくり返してみましょう。手のひらは「あなたの前姿」です。

中指の一つひとつの関節を区切りに説明しましょう。中指の先が頭ですから、第一関節までが顔、第二関節までが首、第三関節までが胸に相当し、手のひらが腹に当たります。一方、薬指と人差し指は腕に、小指と親指は下肢に当たることは手の甲側の時に説明しました。

一つひとつの関節は薬指と人差し指の場合、第一関節が手首関節、第二関節が肘関節、第三関節が肩関節になります。また、小指と親指は下肢に当たり、第一関節が足首関節、第二関節が膝関節、第三関節が股関節に相当します。

右手についても同様です。左手との違いは薬指と小指は右上腕と右下肢、人差し指と親指は左上腕と左下肢に相当することです。

■「手」に独立して存在する気脈

柳先生の発見の第一は「手は全身の縮図」であるということ。そして体のある部分に病変が生じると体表面上に生ずる圧痛点などが手のひらにも現れるということです。(体表面に臓器器官の異常が表れることを内臓体壁反射と言います。この現象が「手」にも表れることが発見されています)

例えば、お腹が痛いとき同時に手のひらの相当する部分にも圧痛が現れ、その痛い部分に鍼や灸などの適切な刺激を与えると腹痛が改善します。(痛い部分を探索するには先の尖ったもの、爪楊枝やボールペンなどを使うこともできます)

これを相応療法と言います。

第二の発見は手のひらだけに独立して存在する気脈(エネルギーの流れで、中国医学では経絡と呼ばれています)とツボを発見したことです。このことは、驚天動地の偉大な発見です。この気脈を使って治療家はとても便利な治療ができるようになりました。

これを気脈療法と言っています。

最も簡単な健康術としては「手指を揉む」「手指を引っ張る」「手を合わせる」「手を振る」などができます。また、器具を使う治療術としては爪楊枝やボールペンの先などで刺激する方法や、専門的には「鍼」「灸」「磁石」などを使う治療術があります。

私のクリニックでも、診察の後は、患者さんの手のひらに「灸」を施します。それだけでなく、患者さん自身にも自宅で「灸」をしてもらっています。背中などの「灸」は本人にはできませんが、手のひらであれば気軽に自分で行うことができます。このように、高麗手指鍼療法を毎日の習慣として取り入れれば、健康維持と予防と治療効果を上げることができます。

その他、中焦基本法、陰陽脈診法、五治処方、八性穴療法、運気体質などがあります。

現在、日本での普及は主として名古屋市周辺と東京と大阪その他で医師・鍼灸師の治療家によって活用されていますが、潜在的なファンはかなり存在し広がりつつあります。

もっと詳しく知りたい方は、専門書であれば「高麗手指鍼講座」日本語版・たにぐち書店・陰陽脈診出版社刊、柳泰佑原著２００１年１月発行、一般書であれば「てのひらツボ療法」地湧社１９８６年10月発行（現在絶版になっています）を参照してください。

「高麗手指鍼療法」を学びたい方は次にお問い合わせください。

名古屋市中区錦「ガイアそうこ」（ＴＥＬ：０５２-９６１-１０９０）

次回は、私が考案し実践している、「高麗手指鍼療法」とバイ・デジタルＯリングテストの融合についてお話しします。

第二十一章　バイ・デジタルOリングテストと高麗手指鍼を融合した独自のヒダ式治療法

■「手は全身の縮図」をバイ・デジタルOリングテストによって証明

高麗手指鍼療法と出会った時とほぼ同時期にバイ・デジタルOリングテストを診療に取り入れる機会を頂きました。

1985年3月、東京の野口英世記念館において、「西洋医学と東洋医学の結合による新しい診断法と治療法—Bi Digital O-Ring Test の実習」というセミナーが開催されました。それはニューヨークからバイ・デジタル　Oリングテストの創始者である大村恵昭教授を招いて開かれた、日本で初めてのOリングテストのセミナーでした。私はこのセミナーに参加して以来、Oリングテストに深く傾倒し日常診療に与えた影響の大きさは計り得ないほどのものでした。

その中で心臓や胃などの顕微鏡のスライドを使って臓器の代表領域や先に述べた内臓体壁反射をOリングテストで証明される大村式イメージング法などをデモンストレーションされていました。

それを見て私は高麗手指鍼療法の「手は全身の縮図」をOリングテストで証明することができるかもしれないと思い、早速「手」について大村先生のイメージング法を試してみました。

全身と同じように、胃、肝臓、胆嚢、肺臓、大腸、心臓、小腸、膵臓、腎臓、膀胱などの正常な組織標本を使って「手」に共鳴現象を起こす部位をOリングテストによって検索してみたのです。共鳴現象については、非常に専門的な話になるので割愛しますが、柳先生が主張しておられる「手は全身の縮図」ということをOリングテストによって証明することができました。

その体験は、まさに感動的なものでした。このことを1986年10月、ニューヨークで催された第2回国際鍼と電気治療シンポジウムで発表しました。（米国パーガモン・プレス出版の Acupuncture and Electro therapeutics -Research, International Journal 誌にも掲載されました。）

韓国ソウルでは、毎年のように「韓日高麗手指鍼学術太会」が催されています。日本からは、故間中喜雄先生、故谷津三男先生（日本大学名誉教授）はじめ多くの方々の研究発表が行われてきました。私も毎回出席させていただき、高麗手指鍼療法とOリングテストを融合させた独自の診療をテーマに講演させて頂いています。高麗手指鍼療法という素晴らしいものに出会ってから、すでに30年以上の歳月が流れていますが、私のなかではもっと広く探求していきたい分野です。

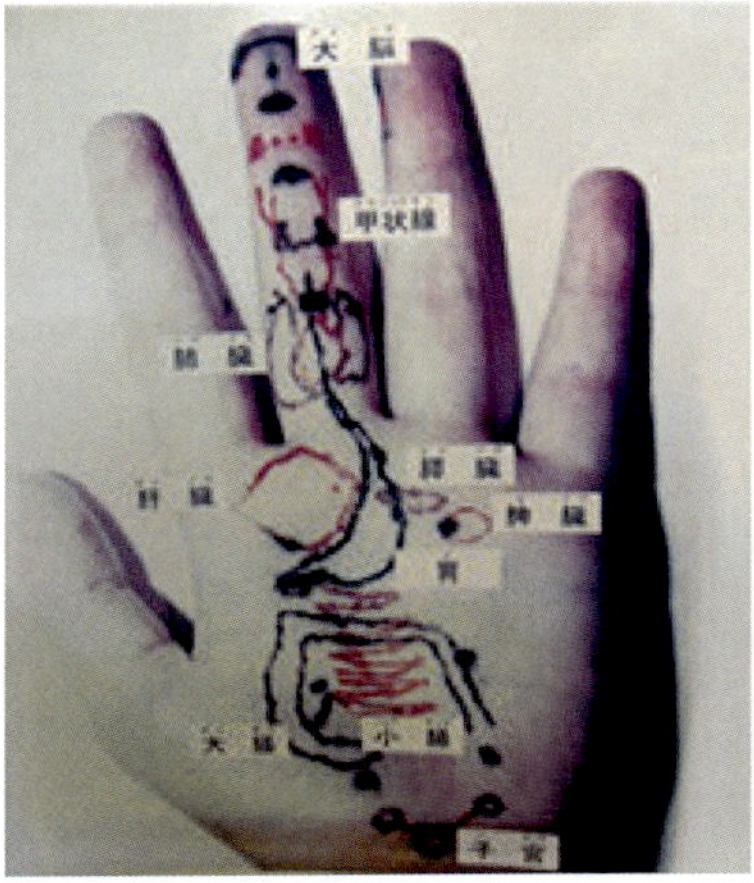
大脳
甲状腺
肺臓
膵臓
肝臓
脾臓
胃
大腸
小腸
子宮

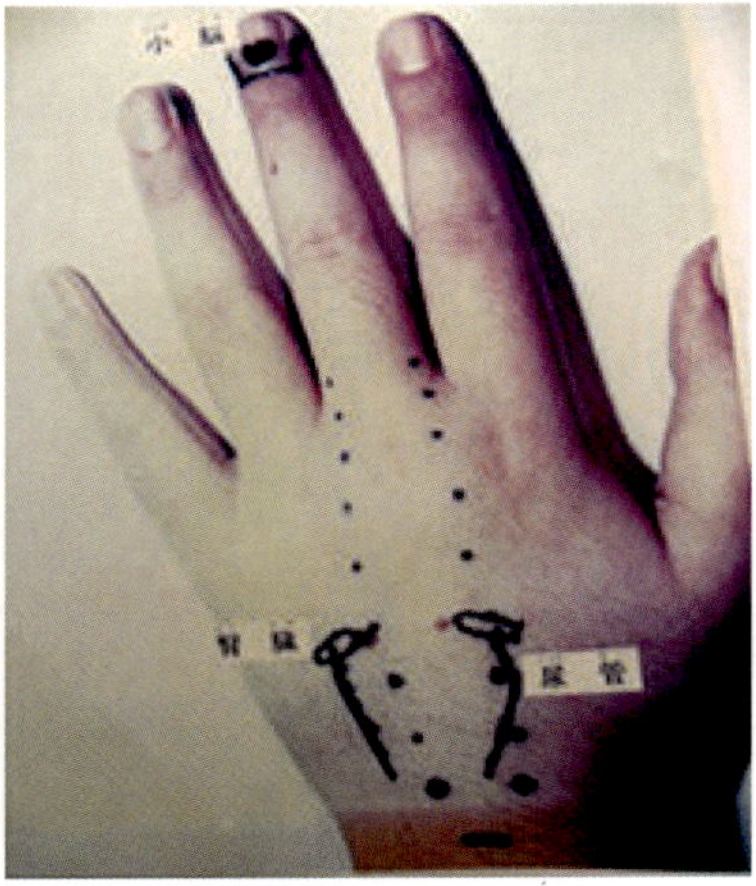
小脳
腎臓
尿管

■高麗手指鍼療法の実践

ケーススタディ１

52歳女性

◯症状

24年前にダンサーの仕事で来日し、６年前に日本人と結婚しました。この頃、鬱状態が続き苦しんでいます。心理療法を主に治療を行い改善されつつありますが、新たに左側の胸痛と肩から上腕と背中に突っ張るような痛みを訴えています。

◯治療

まず症状のある部位の痛みを確認します。自覚症状のある部位を少し押してみると一層「痛い、痛い」と顔をしかめます。診察台の上に両手を置いてもらい、先の尖った圧診器（金属）で痛みのある部位を探します。左手薬指が左上腕に相当し、肩は指の手のひらに近いところですから、その部分を圧診器で押していくと過敏な部分があり印をつけます。そのほか痛いところをくまなく印をつけます。

次に、印をつけたところに鍼を丹念に刺していきます。患部である肩や腕に直接刺すのではなく、手に置き換えて鍼を刺しても不思議と患部の痛みは楽になります。この女性の場合、痛みは消え去り「ありがとうございます。楽になりました」と気持ち良さそうに言われました。

ケーススタディ2

68歳女性

○症状

5年来、口腔に違和感があり難しい病気ではないかと心配して来院されました。

大学病院で口腔苔癬の診断で通院しています。塗り薬やうがい薬を続けていますが、なかなか治りません。

○治療

手の中指は顔に相応します。第一関節の皺の部分が顎に当たり、皺より少し指の先端に近いところが口に相当します。これらを圧診器で押すと痛みを訴えます。そこに鍼を施すと、口の症状が半分位とれました。

ケーススタディ3

75 歳男性

○症状&治療

この頃、便秘気味です。手の甲側と手のひら側について丹念に過敏点を探したところ、両手とも手の甲側で腰椎の2番3番4番あたりの中央より左側に過敏点を見つけました。また、手のひら側で左下腹部に相当する部位に圧痛点を見つけました。これらの箇所に、鍼と同じ効果をもたらす小さい粒（マグレイン）を貼りつけたところ、翌日には気分もよくなり排便もスムースになりました。

ケーススタディ4

68 歳男性

○症状

数年前から、糖尿病を患い一般的治療を受けています。1週間前から、右目の痛みと充血があり来院されました。身体のコンディションは悪く、右肩・右肋骨下部に違和感があり苦しいと訴えていました。

○治療

高麗手指鍼療法で体全体を調節し、患部の右目に相当する部位（中指）を調べてみると、かなり過敏になっています。そこにしっかり印をつけ、瀉血療法（※）をしました。急に視野が広がり明るくなったと喜ばれました。

日々の診療を通じて「手が全身の縮図」であることを認識し、つねに生命の神秘性に驚かされています。

※わずかに血液を抜いて体質改善を図る治療法

第二十二章　邪気を祓うことは、人間の内なる治癒力を働かせること。

■「今、ここ」に集中して生きること

誰もが「今」という時間と、「ここ」という場の中で生きています。これらがひとつになっているとき、「夢中」「集中」「無我」という状態が生まれます。

ある時、ふと気づいたことがありました。病んでいる人の中には、生きていることに目的がなく、過去の自分にとらわれ、他人と比較したりして現在を楽しめていない人が多いのだと。

いつものように、筋反射テストによって患者さんの自律神経の病態を調べ、交感神経の明らかな緊張状態を確認したときのこと。私は、傍らの机をポンと叩きました。すると、彼の交感神経の状態は正常に戻りました。彼は一瞬何が起きたかと驚いた様子です。しばらくすると元の状態に戻るので、またポンと叩きました。ふとしたひらめきで試したことなのですが、私は音を使って、彼の意識を「今、ここ」に集中させたのです。

病んでいる人の体はストレス状態にあり、ノルアドレナリンやアドレナリンのサインを筋反射テストで確認することができます。しかし、治療を施すと病体からそれらの反応は消え、代わりにβエンドル

フィンの反応が現れます。では、どこにノルアドレナリンは行ってしまったのでしょうか。いろいろ調べてみると、驚いたことに診療室の天井付近に反応が見られることが分かりました。東洋医学では邪気という考えがありますが、邪気が治療によって人体から排除され、天井付近にたまっていたのです。

私は水を注いだグラスをそっと天井へと近づけました。その後、調べてみると邪気への反応がなくなっているのです。同じように塩を天井に近づけても、邪気への反応は消えます。代わりに、使用した水と塩には、邪気の反応が見つかりました。まるで、これらが邪気を吸収したかのようです。さらに、ポンと私が拍手をしますと、水と塩からも邪気は消えたのです。

おそらく、ここまで文章を読んだ方の多くは首をかしげることでしょう。私も最初はそうでした。しかし、これは事実です。私なりの考えを述べますと、神社参拝では、拝殿の前で鈴の音を鳴らした後、柏手（かしわで）を2回打ち、邪気を祓います。それと同じ現象が、患者さんに起こっているとはいえないでしょうか。

医療と宗教は対極、という見方が長い間続いていますが、それは医療＝科学という限定があるからです。「今、ここ」に集中して生きることは大切な真理であり、そこには癒しの場があります。

静まりかえった中で「ゴーン」というお寺の鐘の音を聞くと、不思議と心が和らぎます。なかには鐘の音を聴いて涙を流す人もいるそうです。感動して「涙を流す」ときは、自律神経のバランスが良くなり、治癒力も高まっているといえます。邪気を祓い、人間の内なる治癒力を働かせることによって患者さんの状態が良くなるのであれば、医療と宗教はつながっています。

■意識が変われば世界が変わる。目に見えないものは存在する

私たちの耳でキャッチできる音の領域は限られています。その領域をはずれた高音や低音は聞くことはできないのです。では、音は存在しないのかというと、そうではありません。波動を調べれば「音が存在する」ことは明らかです。

同じように、私たちには目に見えるものと目に見えないものがあります。「気」や「ストレス」も目には見えませんが、私たちの身体に大きな影響を及ぼしていることは確かです。「病は氣から」は当たり前のこととして、ふだんの生活のなかで口にする言葉です。しかし、エビデンス（証拠）を重んじる医学会では決してこの言葉を聞くことができませんし、真反対の目に見えるものしか評価をしません。

以前、催眠術で「努力逆転の法則」を習いました。これは意志の力を働かせようとすればするほど「内

心の願望とは逆の結果が生じてくる」という法則です。

人間の病状も、努力すればするほど逆に報われないものということになります。

これと似ているのですが、ヨガの講義では「とらわれるな、ひっかかるな」「我欲を捨てよ」といった執着心への脱却や、「病に感謝」「病は治すものではなく治るもの」「病は教えである」「病は良いもの」「病に執着するな」と教えられました。これらの言葉には「病は敵」ではなく、むしろ「病のお蔭で生きていられる」という考え方があります。

実際、道場に来ている難病の人たちが治っていく事実をいくつも見ました。まさに「努力逆転の法則」の体験でした。道場では病を忘れさせ、自分を知るというもっと大きな視点に気づく機会が与えられます。つまり、自分自身が主治医になり、自己治癒していくということです。

さて、こうした経験から得た教訓を整理してみましょう。


「病には必然性がある」

—何かの癖（条件）があるから病気になった。

—条件が揃わなければ病気になりたくてもなれない。

「病気を薬では治せない」

—薬は一時抑えの対処療法であって根本的には治らない。

—薬を飲むことで病識が深まる。「病気だから薬を飲む」から「薬を飲むから病気は治らない」に変わる。


「医療には教育的要素が必要」

—病気は自分のものであり、主治医も自分、治癒力も自分である。

—病気というものはない。病気という健康の在り方である。

—〝病気を学ぶ〟より〝健康を学ぶ〟を優先する教育が必要。

「病は氣から」の「氣」が生命の本体
—「医学会」と「氣学会」の目に見えるものと見えないものを超えた学会が必要。

次回は「症状即療法」についてお話します。

第二十三章　病気は防御反応のひとつである。「症状即療法」の考え方。

■ストレスは病気の原因、という誤解

かなり以前から、ストレスは病気の原因（敵）になるとされてきました。これについて調査をした、アメリカの健康心理学者　Kelly McGonigal　の「How to make stress your friend（ストレスと上手につきあう方法）」がＮＨＫテレビ番組で、放映されました。

３万人を対象に８年間の調査をした結果、ストレスによって死亡するリスクが43％増加したことが明らかになりました。ここまでは予測できたことです。しかし一方、リスクが高まるのは「ストレスが健康の害になると思っている人の場合」であり、もともとそう思っていない人のリスクは低いというデータも出ました。

次に、ストレスをかける実験を行ったところ、ストレスが有用と思った人の血管は収縮せず、喜びや勇気に満ちたときに近い状態となりました。つまり、ストレスは本人の捉え方次第で、うまくつきあえば体が活性化することが分かったのです。

ハーバード大学の実験では、心臓のドキドキは準備している状態であり、速い呼吸も脳にたっぷり酸素を送るというように、ストレスは体を活性化する有用なものと結論づけています。また、ストレスは

オキシトシンを分泌されることも分かってきました。オキシトシンはハグしたときにでる愛情ホルモン（神経ホルモン）で、絆を強めるための行動を促します。さらに、心臓血管系をダメージから守り、心臓を健康にしてくれます。

■防御反応こそ健康の証

ここで、「症状即療法」の原理をお話しましょう。

煙草の煙でいっぱいの空間に入ると「煙たい。目が痛い」となります。体に合わないものを食べた時は「お腹が痛い。吐きそう。気分が悪い」あるいは下痢などの症状が出たりします。初めて人前で話さなければならない時は心臓の鼓動は高まり、血圧も上がります。さて、これらは病気でしょうか？　もし、こうした異常な状態が長く続けば病気になりますが、人によって症状はさまざまですし、どの時点から病気と決めるかははっきりしません。短い時間の異変であれば、生体の防御反応といえます。

例えば、発熱は体内の殺菌・消毒と血液循環の促進および排毒の役割があり、リンパ球を増やして免疫力を高めるとされています。また、下痢・出血は体内毒素・不要物を排泄する生体防御機構のひとつです。このように生体には防御機構が休みなく働いており、反応こそが健康の証でもあります。

野生の動物は、怪我をすれば治るまで体を安静の状態を保ち、食欲がなければ食べません。しかし、人間の場合はどうでしょうか。動くべきか否か、食べるべきかどうか、ちまたの健康情報や損得に左右されることもあります。文明化が進めば進むほど、こうしたものに影響を受けやすくなります。

一方、子供は動物的本能に近い部分が残っています。赤ちゃんは食べたくないものは絶対にたべません。動きたいときは大人が止めようとしてもやめません。しかし、躾と称して人工化していくのです。

潰瘍性大腸炎の診断を受け、何年も経っているある患者さんは、内服薬による治療を受け、時々受けていた直腸の検査結果に過敏になり、頻回の下痢に悩まされていました。「下痢は体の自然の要求である」とポジティブに受け取れるようになってから、症状は自然に消えていきました。

野口晴哉著「風邪の効用」にはこう書かれています。

「風邪は誰も引くし、またいつもある。夏でも、冬でも、秋でも、春でも、どこかで誰かが引いている。他の病気のように季節があったり稀にしかないのと違って年中ある。しかし、稀に風邪を引かない人もいる。本当に丈夫でその生活が体に適っているか、そうでなければ適応感受性が鈍っているかであって、後者の場合、癌とか脳溢血とか、また心臓障害等になる傾向の人に多い。（中略）風邪をきっちり治せればもう千の病気に対処する力がある。いや、風邪を上手に経過させることができれば、まず難病を治せるといっていい」

■「あの時、先生にアトピーと言われなくてよかった」

現代はまさに情報化時代です。人々は情報によって洗脳されているといっても良いと思います。お茶の間では、病名や薬の名前をはじめ健康の話が飛び交っています。これらの裏付けを確かめることもなく、人々の顕在意識から潜在意識へ、そして無意識へと深く入り込んでいき、やがて信じ込みが生じます。

私の診療所で、２〜３歳のお子さんを持つお母さん方に「これはアトピーでしょうか？」と尋ねられることがたまにあります。そんな時は、医学的診断力よりも子供の将来を考えて「アトピーと似ていますが、違うと思いますよ」と私はお答えするようにしています。

すべてをスポンジのように吸収する幼い子供が「アトピー」という診断を受けると、ピアノや体操を習うと同様に、深く意識下に取り込まれていきます。他のアトピーの患者さんが治らなければ、自分のアトピーも治らないと深く信じてしまうかもしれません。ですから私はあえて「違う」と答えます。診断が正しいか否かの問題ではないと思っています。

何年も経って、お母さんに「あの時、アトピーと言われなくてよかった」と喜ばれたこともあります。

■花粉症へのネガティブな意識を変えるカード「花粉は友だち」「春は気持ち良い」

現代病ともいわれる花粉症。私の診療所にも、多くの患者さんがいらっしゃいます。花粉症の症状を患っている人たちに筋反射テストをすると、多くの人は「春と花粉」に対してネガティブな意識を持っていることが確認できます。たとえシーズンオフであっても、その反応は変わりません。つまり年中、「春は嫌い」「花粉は敵」といった意識を深く浸透させてしまっているのです。

これを何とか取り除くことはできないかと私なりに考え、ある時、ふと思いついたことがあります。「花粉は友だち」「春は気持ち良い」と大きく書いたカードを用意し、患者さんに渡したのです。「これをご家庭の洗面台の鏡に貼ってください。歯磨きの際、カードを見るだけでいいのです」。すると、かなりの人に「あのカード、効き目ありますよ」という言葉をいただきました。信じられないかもしれませんが、ネガティブな意識が、症状を増幅させているという裏付けになるのではないでしょうか。もし、この文章を読んでいる方が花粉症を患っているのであれば、ぜひ一度、試していただければと思います。カードに書く言葉は、自由に変えてもらってかまいませんが、春や花粉に対して、ポジティブな気持ちになれる言葉にすることが重要です。

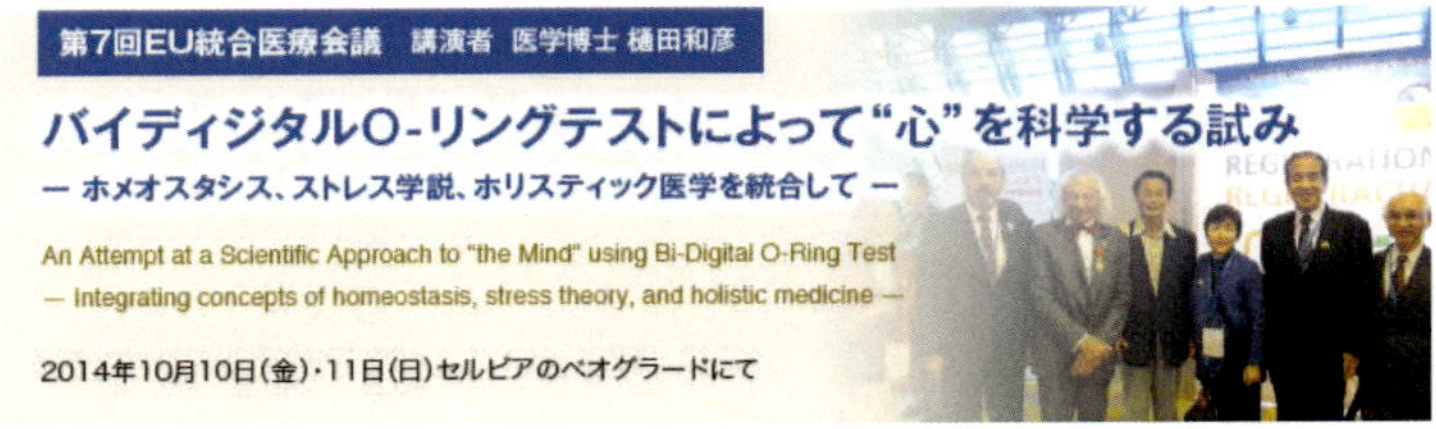
第7回EU統合医療会議　講演者　医学博士 樋田和彦
バイディジタルO-リングテストによって“心”を科学する試み
— ホメオスタシス、ストレス学説、ホリスティック医学を統合して —
An Attempt at a Scientific Approach to "the Mind" using Bi-Digital O-Ring Test
— Integrating concepts of homeostasis, stress theory, and holistic medicine —
2014年10月10日(金)・11日(日)セルビアのベオグラードにて

スペシャル・コンテンツ

バイディジタルOリングテストを応用して、
ストレス学説（※）を背景に患者の〝心〟を科学的にアプローチする試み。

人は生きています—絶え間ない変化の中で生命を維持していくために。個々人はとてもユニークであり、一部分ではなく、全身が病気になるという真理を忘れてはなりません。私はいつも全身（患者さん）の状態を知るよう努めています。

※ストレス学説
カナダの生理学者ハンス・セリエが提唱した一般適応症候群。

ストレッサーの刺激が視床下部と脳下垂体に伝えられる。

副腎皮質刺激ホルモンが分泌され、活性化されたボディーへエネルギーを供給する。それは警戒反応、抵抗反応、疲憊反応へ発展する。

■アプローチの手順

1. 演者（医師）がはじめに助手と立って予備筋力テストを行う。
助手の一方の手の指をOリングテスト用に、もう一方を診断用とする。

2. 患者の身体から約5～30 ｃｍ離れた所で助手の診断用の手を置き、医師は、助手のOにした指を使用する。

3. また、ノルアドレナリンが入った瓶を診断する手（アシスタント）に持って同じように診察します。

もし、Oリングが開けば、それはノルアドレナリンが身体から出ていることを示します。

私はこの状態を〝警告期〟と分類しました。すなわち、イライラ、焦り、怒りと言ったストレス状態を表しています。

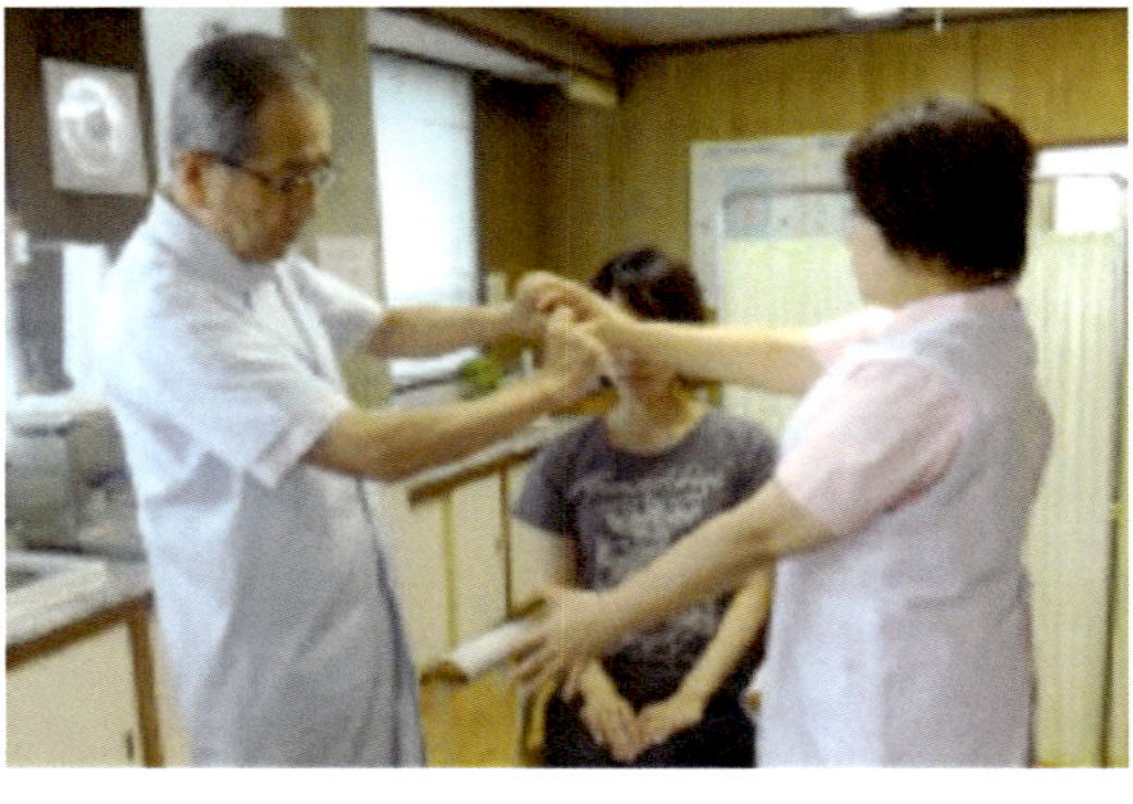

●心への科学的取組

ノルアドレナリン　イライラ、焦り、怒り

ドーパミン　中毒、麻薬快楽

アドレナリン　重い、辛い、苦しい

サブスタンスＰ　痛み

セロトニン　抑制的、絶望的、抑鬱的

オキシトシン　愛情、幸福

エンドルフィン　至福、快適、悟り

■治療における新しい試み―筋反射テストによる意識下の探索―

脳（意識下）には、様々な意志や感情が執着心として内在されている。
それらを条件付け、ストレスやトラウマから解放する。

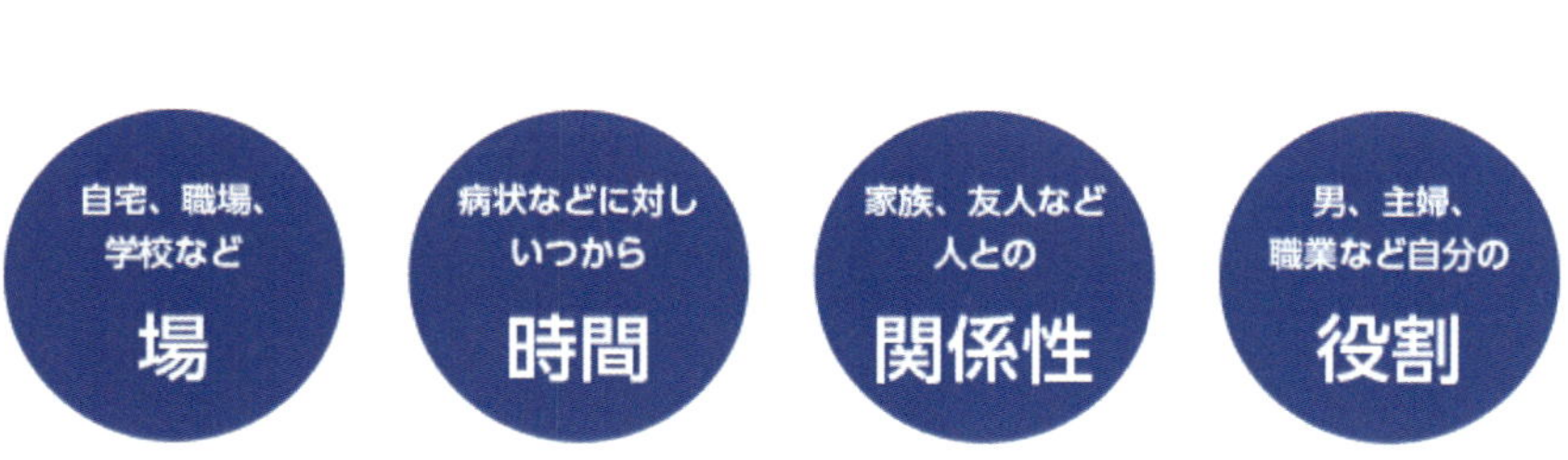
自宅、職場、
学校など
場
病状などに対し
いつから
時間
家族、友人など
人との
関係性
男、主婦、
職業など自分の
役割

■Oリングテストの活用

自分自身を知る

↓

カウンセリング他の治療

↓

ストレスからの解放

↓

自己治癒力（自然治癒力）

ケーススタディ

何十年も歯痛に悩まされ続けている女性

何十年も歯痛に悩まされ続けていた女性が、「Oリングテストで家庭内に家族関係のストレスがあることが分かり、カウンセリングによってストレスを発散したら歯痛が治った。」という症例である。

「自宅では、どんな気分ですか？」と尋ねると、Oリングテストによってノルアドレナリンとアドレナリンの反応が陽性（指が開く）とエンドルフィンの反応　は陰性（指が閉じる）が出た。

（NA＋、AD＋、EN－）の反応が得られた。

「自宅では、ストレスを感じている」ことが判明した。

次に、家族との人間関係について一人一人Oリングテストを使ってその反応を調べた。

「主人に対しては？」、「亡義父に対しては？」、「義母に対しては？」、「小姑に対しては？」に対して（NA＋、AD＋、EN）。

つまりストレスを受けているという結果を得た。

一方、「三人の子どもたち」「孫たち」「亡くなった両親」「兄弟たち」には（NA－、AD－、EN＋）。

つまり、ストレスの反応はなく快い関係である。

そこで、お家の中で血のつながりのない婚家側とつながりのある実家側との間に争いごとが長い間続いていることを打ち明けた。

カウンセリングによって、本人がその責任は自分自身にもあったと認めたら、長年の歯痛が治った。

■私の将来への期待

OリングテストＢＤＯＲＴ）の更なる医学教育及び実際の治療（臨床）への採用

■結論

ホリスティック医学・ホメオスタシス・ストレス学説

▼

自身を知る

▼

自分の身体に聞く

▼

自然治癒力

世界保健機構（WHO）は、健康の定義について、次のように述べています。

“ 健康とは身体的・精神的・霊的・社会的に完全に良好な動的状態であり、
たんに病気あるいは虚弱でないことではない。

Health is a state of complete physical, mental,spiritual and social well-being and not merely the absence of diseases or infirmity. ”

前記を満たすには、診療の概念や役割を大きく変えていく必要があります。

Oリングテスト（BDORT）による治療や、人間をひとつの全体として診るホリスティック医学は、その重要な要となっていくと、私は確信しています。

トークセッション

セッション1　総合病院医長、開業医と共に今の医療のあり方を語る

医師　樋田和彦　×　前嶋伸哉　名古屋掖済会病院　神経内科　医長　×　伊藤麻紀　さくら治療院院長

―樋田先生との出会いについてお聞かせください。

伊藤　鍼灸学校で学んでいた頃、進路や治療方針ついて悩んでいて、学校の先生に相談したら「ユニークな治療をやっているところがある」と紹介されたのがきっかけです。そのご縁で高麗手指鍼を知りました。身体のさまざまな部位に鍼を打つことを習っていた私にとって、手のひらを全身と考える高麗手指鍼はとても新鮮でした。研修生として樋田先生の診察に立ち会わせていただくようになり、手のひらに鍼を打つだけで患者さんに効果が表れる様子を目の当たりにして、これはすごいと感動しました。

最初の頃は樋田先生の技術に惹かれて通っていましたが、そのうち患者さんとの関わり方や診療への考え方に感銘を受けるようになり、出会って20年近くたった今も、毎週火・土曜日には先生

の助手として勉強させていただいています。

前嶋　私は2年前、父を通じて樋田先生に出会いました。父と先生とは古くからの友人で、父が病んでいた時期は診察も受けていたと後から聞きました。

私の専門は神経内科ですが、この分野はアルツハイマーやパーキンソン病など治癒の難しい病気が多く、脳梗塞も重度だとなかなか治りません。リハビリを続けることで元の生活への復帰を目指しますが、まったく元通りというわけにはいかないのです。目に見える外科の病気と違い、検査結果から「ここが異常だから治療しましょう」というような明確な診断が難しい。たとえ診断がついたとしても、人それぞれ経過は違いますし、薬の効く人もいれば効かない人もいる。また、ある病気の症状は出ていても、検査結果がその病気に当てはまらないなど、一人ひとり、内容はさまざまなのです。

医者になって10数年経ち、「今の西洋医学では、自分自身も患者さんも、満足の得られる医療を提供するのは難しいのではないか」と疑問が少しずつ沸いていた頃、父から樋田先生の治療の話を聞き、「何か新しいきっかけになれば」と診療風景を見学させていただきました。

――先生の第一印象はいかがでしたか？

前嶋　正直言いますと、筋反射テストなどは西洋医学と異なるものなので、にわかには信じられなかったですね。でも、実際に症状が良くなっていく患者さんを次々と見るうちに、こう思うようになりました。

「人間には本来、内なる治癒力があって、樋田先生はそれを良い方向へ好転させる不思議な力がある」と。その力を解明する、なんて言うとおこがましいのですが、とにかく先生の治療について知りたいと思いました。私の能力では吸収できない部分もたくさんありますが、できることからいろいろ勉強していこうと。そして今は仕事の都合がつく限り、土曜日に診療所で助手をさせていただいています。

――樋田先生の「心と体の統合医療」について、どのように感じていらっしゃいますか。

前嶋　先生の診療所には本当にいろいろな患者さんがいらっしゃいます。パーキンソン病の方や多系統萎縮症という難病の方も珍しくありません。普通に考えれば、こうした病気は経過が悪くなっていくはずなのに、患者さんの気持ちをプラスに引き上げ、良い方向へと導かれていくケースを私は何人も見てきました。西洋医学では、なかなか説明つかないことが、先生の周囲にはありすぎるんですよね。

伊藤　そうですね（笑）

前嶋　これまで私は大学の研究にも携わってきましたので、医学の進歩については、ある程度分かっているつもりでした。でも、私たち医者が分かったつもりでいることは、じつは医療の氷山の一角にすぎず、まだまだ解明されていないことがいっぱいある。人間が本来もっている治癒能力は、もっともっとすごいのではないか。そう思えてくるのです。先生のような医師はめったにいらっしゃいませんが、問診や診察を大事にしている名医には、先生に通じる「すごさ」のようなものがあります。

樋田 西洋医学が中心の医学の世界で、それ以外のことをやろうとすると、つまはじきにされるような部分があります。そんな中で、よく私のもとへ通うことを決めましたよね。

前嶋 それは私の感性というか、とにかく知りたいという気持ちが強かったからだと思います。あと、患者さんの質問に答えられない自分がもどかしかった。「なんで私の身体はこうなふうになってしまったのですか」と聞かれても、西洋医学の領域では答えを出すことができない。それは医者にとって大きなストレスです。

ですから先生の独創性というか、今ある治療だけではなく、どんどん先にいこうとする診療の姿勢はすばらしいと思いますし、「もっといいものを、もっといい治療を」という向上心には感銘を受けています。例えば、今現在はこういう治療に取り組んでいると思っていたら、一ヶ月後には知らないところまで走っていってしまう。そのバイタリティーというか、エネルギッシュなところはすごいと思います。はたして自分が先生と同じ年代になったとき、そのパワーがあるかどうか、想像もつきません（笑）。

伊藤 まったく同感です。私は往診専門の治療をしていて、腰が痛い、肩が痛いといった患者さんから、脳梗塞、若年性アルツハイマーなど、さまざまな症状と日々、向き合っています。だからこそ、先生が新しい治療法を取り入れて効果を出すのを拝見するたび、「よし、私もやってみよう」と挑戦するのですが、ようやく習得できた頃には、もう次の方法を見つけていらっしゃる（笑）。

樋田 新しい治療方法に出会ったら、まず確かめてみたいという思いが非常に強いですね。最近、あるひらめきで始めた花粉症の治療のなかに「花粉は友だち」と紙に書いて患者さんに渡すというものがあります。花粉症に悩んでいる人たちに共通するのは「花粉はイヤだ」「花粉はキライ」という否定的な気持ち。これをやわらげるためのもので、患者さんは毎日、この「紙の処方箋」を眺めるだけでいい。それで、けっこう効果が表れている。

前嶋 確かに、病院という組織にはルールもあるので、勤務医は勝手に新しい治療法を取り入れることは難しい。でも、先生のように自由診療という形で、患者さんが満足されるのであれば、いろいろな治療法があっていいと私は思うようになりました。どの医療機関で、どういう治療を受けるのか、それを選ぶ権利は患者さんにある。「これはダメ、あれはダメ」と医者が言うのはおこがましいと思います。

最近の医療は検査がすごく進歩して、画像などで目に見える分野がどんどん広がっている。その反面、目に見えない部分を大切にしようという志向も出てきているように思います。それは、検査による画像に頼って人間の身体をすべて把握しようという考えには限界があるという表れではないでしょうか。

樋田　私にとって医療というのは、富士山のイメージがあるんです。真ん中に高い頂があって、それがぶれることは決してないけれど、裾野は限りなく長くて、全てつながっているというイメージです。生きているという一瞬も富士山と同じ。心と身体がすべてつながって、ひとつのバランスを保っている。それが崩れたり狂ったりした状態を病気ととらえる考え方が一般的かと思いますが、見方を変えれば、狂ったバランスを戻そうとしているのが病気の現れともいえないでしょうか。

ひとつの事実を「悪」と決めつけ、狭い範囲で見るのではなく、富士山のように全体という必然性をもって起きているととらえることも大事。なぜなら人間には、生きようとする本能がある。生きようとするために病気もあると考えれば、「病気によって死ぬ」「病気によって殺される」という断片的な考えは改めるべきだと私は考えています。

前嶋 先生が病名にこだわらない理由も、そこにあるんですよね。

樋田 そのとおりです。患者さんにとって病名は大きな負担となります。しかし、病名は、人間が勝手につけたひとつの情報に過ぎません。ところが、その情報を「悪」「敵」と多くの人がとらえてしまう。すると病気は敵視する対象となってしまいます。でも病気ってそうじゃないんです。病気というものによって、崩れそうなバランスを戻そうとしている働きだと理解すれば、患者さんは病気への大きなストレスが緩和されます。病気のおかげで守られていると分かると、身体は本当に変わります。

前嶋 医学の世界では、病気は敵に位置づけられています。

樋田　そうですね。ただし、民間療法に私のような考え方をしている方はたくさんいます。「症状即療法」というのは民間の考え方。通常の西洋医学では縁遠いですが、これからはぜひ生かすべきでしょう。病気を敵視する限り、誰も幸せにならないし、医者自身も幸せになれないと私は思っています。

―樋田先生はよく「医学ではなく医療を大事にしたい」とおっしゃるのですが、2つの違いについてどのように考えたらよいでしょうか。

前嶋　医学というのは技術や知識です。例えば「脳梗塞は血管がつまって脳細胞が壊れて症状が出てしまう」という知識。医療というのは、それに精神的なもの、身体的なもの、つまり人が加わって、脳梗塞だけじゃなくてその人の心身ともによくするというもの。こういう薬を使うといった医学的な知識を活用するものが医療だと思います。ただし、医療は医学だけでは説明できないものです。患者さん個々によって違うので、人を見なければというか人によって合わせたそれぞれの診療方法、診断方法があります。だから中心は医療であって、医学は医療のためにある。医療するために医学を活用している、と私は解釈しています。

樋田　そのとおりだと思います。私もつねに「医療」を求めています。ところが医学中心になると、「敵と味方」という考え、「見えるものだけを対象にする」という志向につい傾いてしまうのではないかと危惧を感じています。

前嶋　今の時代、医学がどんどん医療にかぶさってきている気がします。「こういうデータが出ているから仕方ない」というような。たとえ他に原因があっても、それは無視されてしまいやすい。データ主義が良いとは思わないけれど、実際にそういうシステムによって病院の仕事が回るようになっています。とはいえ、これからは心の時代というか、精神的に病んでいる人がどんどん増えていくと予想されますし、データでは把握できない部分が増えていけば、医療も変わっていくのではないかと思います。

私はアルツハイマーなど精神難病の病気を診ていますが、一番困るのは心身症のような不定愁訴の症状です。検査では何の異常もないのに、お腹が痛い、胸が痛い、頭が痛いと。そういうものは医学的に説明がつかない。こういった訴えをされる患者さんはどんどん増えてきています。けれど、検査で異常がなければ「異常なし」としか言いようがない。もちろん患者さんは納得されず、悩み苦しんでいるのが実状です。

樋田 ただ、医療は患者さんに「ここで行き止まり」という印象を与えてはならないと思います。私は「これがだめならこっちがあるよ」という希望を与えるようにしています。

伊藤 そんなふうに一人ひとりの患者さんと真剣に向き合う樋田先生を見ていて「疲れませんか」と思ったこともありました。

樋田 確かに昔は疲れていましたよ(笑)。1~2人の患者さんを診るだけでヘトヘトになっていました。それは、医療の主役を患者さんではなく、医者に置いて、「自分が治してやろう」という気持ちがあったから。でもそれは、医者のおごりだったのだと今は思います。治療を医者の手柄みたいに考えていると、疲れてしまう。今の私は、主役を患者さんにおいて診ているので、本当に疲れなくなりました。

前嶋 風邪ひとつ取り上げてもそうですよね。解熱剤や抗生物質を出したりしますが、それは対症療法にすぎなくて、本当は薬で治るわけではない。基本的に風邪のウイルスを倒しにかかっているのは、本人の免疫力なのですから。どんな病気の治療も、医者は患者さんのお手伝い。ところが、医療の現場では「先生、なんとかしてください」と患者さんの依存性がとても高く、プレッシャーやストレスは多いですね。あるとき私は「医者はお手伝いすることはできるけど、治すのは患者さんご自身です」と言うと「じゃあ私は、どうしたらいいですか」と患者さんは途方にくれてしまいました。

樋田 医者がすべての病気を治せると言い切るのはいかがなものでしょうか。医者を過大評価するのは良いことではありません。白衣を脱いだら普通の人なのです。医者は、自分の領分をわきまえながら、患者さんを主役にした仕事をまっとうすることが大切だと私は思っています。

症状の奥深くにある〝いのち〟を輝かせる医療に魅せられて20年、このまま変わらず走り続けてほしい。

伊藤麻紀

「病気ではなく、病人を診なさい」と言う樋田先生の言葉は深く心に残っています。先生は、症状を含めて、患者さんの奥深くにある〝いのち〟を見つめた医療をされています。命をいかに輝かせるかということに重点を置いた治療、そういえばいいでしょうか。症状を取り除くだけなら、鍼を打てば終わりです。でも先生の教えに習って、その人自身の環境や心の持ち方まで踏み込んでお話をすると、病気の治りも違ってきます。

先生の診療所には、「先生の顔を見に来た」と精神的に満たされ満足されている患者さんが多くいらっしゃいます。先生の医療を求めている患者さんが存在する以上、何をいわれても、孤軍奮闘でもいいので、このまま前に向かって走り続けていただきたいと思います。私も、少しでもそういう治療に近づきたいと思って日々仕事をしています。

今の医療の世界では受け入れられなくても、

それで治っている患者さんを誰も否定できないはずです。

前嶋伸哉

今の医療の世界では受け入れられない治療も取り入れていますが、こういった医療もこれからは必要と思っています。「病は気から」と言われるように、樋田先生は、人に本来備わっている治癒能力をうまく働かせているのだと私は理解しています。先生のされていることを否定したら、実際に治っている患者さんや、それで幸せになったという患者さんまで否定することになります。それは医者の一人としてしたくはありません。

まずは、世の中の人にこういう考えの医療もあるのだと分かってもらうことが大切です。以前の私がそうだったように「あれ？　今まで医療の常識と考えてきたことが違うのかもしれない」と、先生を受け入れる人が増えて世論が変わっていけば、医療側も新しい考えを認めざるを得ないですし、前向きに変わっていくと心から期待しています。

セッション２　がん患者「いずみの会」トークセッション

医師　樋田和彦　×　いずみの会　会員

対談
２０１６年６月24日実施

対談に参加してくださった方
■いずみの会　Ｏさん
２０１０年９月、肺がんの抗がん剤２クール治療、放射線20回、11月中旬に手術。術後に抗がん剤治療４クールを行い、今は自然療法を行っている。
■いずみの会　Ｋさん
２００９年、大腸手術。２０１０年、甲状腺がんが疑陽性に。しかし自覚症状もなく、ずっと自然療法を行っている。

■「病気は自分で治さないと治らない」を教えてくれた「いずみの会」。

○：2010年7月の健診で異常が出たので精密検査したら肺がんでした。「いずみの会」を知ったのは、肺がん（腺がん）の手術で入院していたときに読んだ「わかさ」という雑誌に載っていたからです。名古屋にそういう会があると知り、女房に「これに入ったら」と勧められたのがきっかけです。退院後、在宅での抗がん剤治療を終えた4月に、「いずみの会」に入会しました。

じつは治療後1年目に脳に転移しましたが、進行することはありませんでした。定期的な検診のみで6年になりますが、今のところ問題ありません。「いずみの会」に入って、同じがん患者の方に出会いました。特に肺がんは交流会があり、そこでいろんな情報を得て、「病気は自分で治すもの」という考えを初めて知りました。それまでは、どちらかというとお医者さんに頼って治していただくという感覚でいましたが、先生や講師からいろいろ話を聞く中で、自分の病の原因は自分にあるのだから、自分で治していくべきだという意識に変わってきました。

最初のうちは食事療法だけを取り入れていたのですが、「いずみの会」の仲間と接するなかで、精神的なこと、心の持ち方、運動、そういったものがトータルで病を治していくのだと考えるようになりました。特に重要なのはストレスをためないこと。僕は公務員で几帳面な性格でしたが、

「これじゃだめだな」と。これからも仲間の方から情報をもらって、少しずつ自分の中に取り入れていこうと思っています。

K：私は大腸がんの手術をした後、「いずみの会」に入りました。その後、主治医の紹介で受診した病院で甲状腺がんと診断されたのですが、どうしても手術する気にならなかった。甲状腺って、声帯もあるし自律神経のバランスにも関わる大事なところでしょう。一生ホルモン剤と付き合うようなことになったら嫌だと思いましたね。「いずみの会」でいろいろと勉強もしていたこともあって、「とりあえず手術はしないでおこう」と決めたのです。
ところがお医者さんに「手術はしないで、まずは半年ぐらい様子を見たい」と言ったら怒られました。「甲状腺は未分化がんが一番怖い。様子を見ている半年のうちに未分化になったらどうするんですか」と。私が「責任は私が取りますから」と言っても、「今はそう言っていても、重症になったとき、先生があのとき説得してくれなかったと言うに決まっています」と納得してくれない。これ以上、言い返しても仕方ない思い、「わかりました、考えてみます」と4日後に予約を入れて帰宅しました。その後、電話でキャンセルをして、それきりです。病院には行っていません。そのお医者さんからも連絡もありませんでした。あれから6年になりますが、こうして元気にしています。結果からいうと、あのとき大急ぎで手術をしなくて良かったということになりますね。

■がん患者に対して、医療機関は精神的なケアをしない。それを行うのが「いずみの会」。

O：僕は医者にがんと言われたとき、本当に落ちこみました。すごくつらかったんですよ。がんの知識も何もないですし。ところが医療機関では、そういったショックに対する精神的なケアはなく、ただ単純に「がん」と宣告するだけなんですよね。もちろん治療について説明はありますが「治るかどうかはわかりません」と。毎日眠れず、普通の生活に戻すのに、ひと月以上かかりました。あの時の医者とのやりとりを思い出すだけでも、孤独で辛い気持ちになります。

K：私を診察したお医者さんも、画像を見て「ああ、がんですね。ステージ2ですから手術が必要です。今日、外科に行けますか」と、あっさりとした会話でした。しかも初期のがんは別として、再発するともう治らないって先生は言われますね。そういうふうになっているんですよね。

樋田：いまだに医学教育そのものが、がんを特別視している部分があります。特に医療では、心とか精神作用、いわゆる潜在意識というものを認めない傾向にあります。がんをただの物質と捉えれば、意識によってその物質が小さくなると思うはずもありません。

〇：僕は、医療機関にも精神的なケアをする人が絶対に必要だと思います。例えば食事面で管理栄養士は、精神科医との連携など、トータルで病気を治すという考え方がなければ、どれほど医学が進歩しても、患者を本当に救うことはできないのではないでしょうか。

樋田：患者さんがまず知りたいのは「なぜ自分がそうなったか」ですよ。それがわからないうちは、患者さんは不安でしかたない。もし原因がわかれば、用心することだってできる。これこそ私は予防医学の原点だと思います。心身医学の研究では、「精神的な抑圧をずっと続けていると、がんの防御機構が全般的に弱まる可能性がある（※参照）」といわれています。つまり、精神作用の影響を受けてがんが発生しやすくなると。すでに外国では、精神面に働きかけてがんを治療したり予防したりする「セルフコントロール」や「イメージ療法」も受け入れられつつあります。

○：がんと宣告されるのは辛いですが、もしも医者が「自分の胸に手を当てて、どうしてがんになったか考えてみましょう」と言ってくれたら、まだ自分で対処する余地が残されているということです。それは一筋の希望にもなります。しかし医者は、原因などには言及せず、がんの治療法を説明するだけ。しかも、そのバリエーションは、切るか、取るか、抗がん剤を打つかの３つだけ。でも、いくら腫瘍を取っても、体質を変えるとか、意識を変えなければ、またできてしまうと思います。

樋田：それに、生き物としての働きをどう高めるか、どう癒していくか、その人にどう自信を持ってもらうかといった考え方が特に必要ですが、がんの３大療法は手術、放射線、抗がん剤で、いずれも破壊療法です。破壊するということは、免疫の低下につながる可能性もあるわけです。免疫力が下がってがんになったのに、また免疫力を下げさせる。その破壊に対して、反発するエネルギーや気力、体力のある人は、良い効果を得られますが、そうでない人もいます。

O：そういう中で、「いずみの会」のような存在は、非常に貴重だとつくづく思います。医療機関ではやってくれない、仲間による精神的なケアができます。

樋田：そうですね。しかも、そういった精神的なケアが、患者さん同士の間で自然に生まれてくる。会員の皆さんの話を聞いていると、時々、悟りを開いたお坊さんのように感じることがあります。やはり難病を治すというのは、そういう精神的な系統のものも必要だと思っています。

[このような考え方は、抑圧を強化するものであるから用心したい]

1．私はいつも勇気を見せなくてはならない
2．抑うつ、不安、そして怒りは私をますます不健康にする
3．医者のすることや出す薬に疑問をもってはならない
4．どんなネガティブな考え方もしてはならない
5．私は恐怖を克服しなくてはならない
6．私は家族のために強くあらねばならない
7．私は自分の痛みのことで友人に負担をかけてはいけない

8．私は非のうちどころのない患者になろう
9．みんな私によくしてくれるから文句など言えない
10．早く良くならなければならない。私の症状がみんなを左右するのだから
11．もし痛みや悲しみを表現したら、人は私を感情的なやつだと思うだろう
「がん性格」リディア・テモショック著　創元社より

■いずみの会は、救いを求める場所ではなく、自分への気づきを促す場所。

樋田：「いずみの会」の会員さんの生存率について、元中山会長は97％といわれていました。一般的には信じられない数字です。ただし、この会に入会した意思というフィルターがかかっていますから、一般的ながん患者のデータと違うのは当然かと思います。

O：97％の裏付けがどこまであるかはわかりませんが、会員の生存率が非常に高いことは事実です。僕も中山さんの本を読んで「がんは治る」と思いました（笑）。

K：会員の中には、同時期にがんの手術をした人の多くは亡くなったのに自分はまだ生きている、と

いう方が確かに多いです。会員数は今５００人くらいですが、おそらく生存率はかなり高いと思います。

Ｏ：入会者の人数は年間１２０人ほどで、今日も３人の申し込みがありました。ただ、入会する方が多い反面、同じくらい退会されてしまう。とりあえず入ってみたものの、「いずみの会」の意義がつかみきれず、「私には合わない」とか「何もしてくれない」と感じる方が多いようです。

Ｋ：中には入院ができると思っていたり、一緒に暮らしたり、みたいなイメージを持っていらっしゃる方もいますね。でもここは、そういうところではありません。

Ｏ：困るのは、「何とか治る方法はないか」と相談される方です。ここは、そういうところではなく、情報提供や情報交換をするところ。そして自分で選択していただいて、自分に合う方法を見つけていただく会です。お医者さんに頼るような感覚で入会されても、病気は治らないと思います。他力本願ではなく、自分がその気になって治すという意識を芽生えさせるには、自身の努力が何よりも大事です。がんになるのも治すのも、自分の心しだい。心の問題です。

Ｋ：「いずみの会」は、気づきの会だということを事前にきちんと話せば、違うかもしれません。私は入会して、ようやく気づくことができたんです。もともと私は頑張りすぎる部分があって、誰もやる人がいないと、じゃあ自分がやります、というタイプでした。仕事は残業続きで、子育てしながら義母の介護もしていて、ハードな毎日を送っていました。「病気になって当然」と思っていたら、がんが見つかって。それを機に、ずっと責任感で無理して続けていた仕事をやめました。自分自身に「あなたはがんにまでなったのよ。それ以上頑張ることない」と自分に言うことができたのが、一番ありがたかったです。

最近は無理をしない。できないことはだれかできる人がやるから大丈夫、と思えるようになりました。とは言っても、性格はそう簡単に変わらないので、頑張ってしまうときもありますが、手を抜くところは抜いてストレスが溜まらないよう心がけています。

Ｏ：僕も、がんになるのは自分にも原因があることを「いずみの会」で気づくことができました。自分と向き合い、自分がわかってくれれば、自分を変えようと努力することができます。

樋田：私たち医者は、病気を治すのではなく、患者さんご自身が治すのを「どれくらいお手伝いできるか」という関係性がそこに生まれます。

K：お医者さんは高い技術を持っていますし、病院ではいろいろな検査もできます。ですから、言い方は悪いですが、私はお医者さんや病院を「利用する」というスタンスで接してきました。

樋田： 私は「主治医はあなた（患者さん）」と言っていますが、Kさんはまさにそれを実践されていますね。

K：「いずみの会」はそれを実践することを学ぶ会だと私は思っています。

樋田：そのとおりですね。「いずみの会」に入っていないがん患者さんは、「運が悪かった」とか「遺伝だからしかたない」と考える方がほとんどだと思いますが、会員さんに「がんになった原因がわかりますか?」と聞くと、みなさん「分かる」と答えます。これはすごいことです。

■自分だけ違うという特別感がない。がん患者さんにとって、そういう関係性はとても大事なこと。

樋田：なぜおふたりは、事務局のスタッフとしてボランティアをされているのですか。大変ではないですか。

K：大変と言えば確かに大変です。アルツハイマーが発症して介護4の義母の面倒も見なければいけませんし。でも、ここに来て仲間の皆さんと話をしたり、電話で相談に乗っていたりすると、自分を奮い立たせることができるんです。人に食事療法を勧めるからには、自分もいい加減なことはできませんし、勉強もしなくてはいけない。結局は自分のためになる。だから続けていられるのでしょうね。

O：僕も同じです。それに家にいてもポジティブに考える動機付けにならないですから、少しずつお手伝いをするようになりました。

樋田：ところで「いずみの会」はふだん、どんな活動をされているのですか。

Ｋ：基本的に定例会は年に6回。本部のある名古屋でおこないます。さらに東京と大阪で、それぞれ2か月に1回、交流会のようなものを開催しています。他には、旅行やウェルカムセミナーを開催したり、こうして事務所で電話相談をしたり。今日は比較的、電話が少ないですが、多い日は、ひっきりなしにかかってきます。

樋田：電話相談を受けたとき、どのように話をされるんですか。

Ｋ：私は答えを出さないようにしています。初めて電話をしてきた、顔も知らない人に「こうした方が良いですよ」とは言えませんし、怖くて答えなんて出せません。一緒に考えるという感じでしょうか。ただ「私はこう思いますよ」とお伝えはしています。たとえば今日、電話をかけてきた方は、乳がんから骨転移をして抗がん剤治療を少し行った後、自然療法に切り替えたものの、骨に痛みが出てきてしまった。できれば少量の薬で乗り切りたいといった相談でした。それに対して私がお伝えしたのは、いかにストレス、不安、恐怖が免疫力を下げるかということ。何よりも大事なのは、あなたの心が恐怖から逃れることなので、がんとはどういうものか、自分に何かできるのか、まずは学びましょうと。がんなんて怖くない。人間の体はちゃんと治る方向に信号を出してくれるから、それを信じられるかどうかが大事なんですと。私たちは絶対にあなたを治しますとは言えないけど、治っている人がいるから、あなたも仲間に入りましょう、一緒に目指しましょうと。

O：がんと宣告された時、みんな最初にそういうことを聞きたいのではないでしょうか。相談の受け答えにマニュアルはないので、私たちができるのは、自分のやっていることや、自分の考えを伝えること。判断材料として提供はできますが、それが絶対に治る方法であるとは言えません。最終的には、本人がどうするかを決めなければいけないのです。

K：最後に私がいつも伝えるのは、がんで「死ぬ」って思っていちゃだめということ。その恐怖で夜も眠れない、という状況が一番免疫力を落とすからと。不安だったら毎日電話してもいいですよと言います。

樋田：「いずみの会」の利点は、同じような経験をした方の集まりだから、皆さんに病人という孤立感がないことです。例えば家族の中で、自分だけがんという病気を背負ったとき、周りから「病人」と見られる立場になるでしょう。ところが周りの人もみんな病気だったら、自分だけ違うという特別感がない。自分は見る立場であり、見られる立場であり。そういう関係性がとても大事なことじゃないかと思います。

K：私もそう思います。患者さんはいろいろな悩みがあるから誰かに話を聞いてもらいたい。ところが健康なお友達に話すと「医者には行ったの？」とか「大丈夫？」とか、話が通じない。自然療法で、「びわ」だの「身体をあたためる」だのといっても、一般の人は「なにそれ？ それよりちゃんと抗がん剤治療をしているの」って言う人が多い。そのうちいやになって、その人と会うのも億劫になってくる。その点、「いずみの会」では、一番素直でいられる。何を言っても受け止めてもらえるから、悩みもとことん言えます。

樋田：定例会で、新たに仲間入りをされた方が舞台の上に立って、がんにかかった経緯とか自己紹介された後、会場中の人たちが「大丈夫！」と一斉に声をかけて元気づけるでしょう。あの集団的無意識が生み出すパワーはとても大きいと私は思っているんですよ。難病であるほど、そういった心理に働きかける要素がとても大事になってくる。皆さん、深いところでつながっているというか、信頼しあっている雰囲気を感じ取ることができます。

○：２カ月に１回定例会がありますが、わざわざ横浜とか滋賀から毎月参加する方がいます。そういう方が多いですよ。九州から来る高齢の方もいます。毎月よく足を運ばれますね、と声をかけると、「２ヶ月我慢している。みんなの顔を見て元気をもらいにくる」と。そうだなと思いました。仲間というのは本当に大事。特に同じ病気の仲間はね。お互い励まし合って、お互いに健康になれれば良い話ですから。

対談を終えて

国民医療費が右肩上がりで、ますます高騰するなか、注目されてきているのが統合医療です。これは西洋と東洋を合わせようというものですが、２つは性質が異なるので、医学的に噛み合いません。しかし、その人に合うものであれば、それは間違っていないはずです。結局は本人が決めること。つまり、主治医はその人の中にあるとしか言いようがない。そして医者は、その人の中に入っていき、その人はどういう人なのかを診る。同じ症状があっても、人によって違いますし、人間関係も家族関係も生まれも育ちもみんな違うはずです。

「病を治すより人を見よ」というのは、大昔から言われていることですが、この基本的な理（ことわり）を重視できるものが統合医療だと私は受け止め、日々、患者さんと向き合っています。

今回、「いずみの会」のおふたりからお話を伺い、医療従事者には耳の痛い話もありましたが、何が正しいか正しくないか、という観点ではなく、患者さんの「心の叫び」であると受け止め、きちんと耳を傾けることが大切だと思っています。（樋田）

ケーススタディ

ケーススタディ１（69歳女性）

がんになる以前より、健康に暮らしています。

■がんと知った私が決めたこと

子宮体がんとわかったのが、４年半前の２０１１年8月でした。少し出血があり、たいしたことはないと思いましたが、念のために総合病院で検査をしたところ、悪性の子宮体がんで肉腫があると診断されました。宣告を受けて頭が真っ白になると言いますが、あまりそういう感じはありませんでした。「私はこんなふうになってしまったのか」と、そんな気持ちでした。

その後、先生に「手術が必要です。手術では骨盤のリンパを全部取るのが普通です」と言われましたが「取らないで治療をしてください」とお願いしました。じつは少し前に「がんになったら読む10冊の本」（船瀬俊介著）で「いずみの会」の中山会長や安保徹さんの本と出会い、そのなかに「手術でリンパを取ると、リンパの流れが悪くなってしまい、リンパ浮腫になる心配がある」と書かれており、リンパは取らない方が良いと考えたからです。

先生はなかなか納得してくださらず、別の病院でも診察してもらいましたが、「リンパを取るのが世界標準なので、リンパを取らない手術はできない」と言われ、最初に受診した病院で早めに手術することを勧められました。

最初の病院の先生にもう一度「リンパを取らずに手術してください」とお願いしたところ、「わかりました」と承諾してくださいました。リンパを取らない手術は短い時間で済み、10日ほど入院しました。

■「抗がん剤はやめる」という決断

そろそろ退院という時期、先生が「リンパを取らなかったので、リンパに転移しているかもしれない。退院する前に抗がん剤をした方が良い」と言われました。抗がん剤をする気はありませんでしたが、「抗がん剤の副作用について教えてください」と尋ねると、先生は時間外に予定を入れてくださり、夫と私に1時間くらいかけて説明をしてくださいました。それによると、髪が抜けるだけではなく、内臓も荒れ、血液中の白血球・赤血球が減るなど、いろいろ副作用があるということでした。「とにかく退院して子どもたちとも相談して決めたい」とお伝えし退院させてもらいました。

その後、娘や息子に集まってもらい家族会議を開きました。息子には私の考えを理解してもらうため、事前に安保先生の本を読んでもらっていました。最初、夫は抗がん剤をするべきだと言っていましたが、なんとかやらない方向で頑張ろうと、家族みんなに賛成してもらいました。

次の診察時、先生に「抗がん剤はやめたい」と言うと「はい、わかりました」と、すっと納得してくださいました。

■中山会長の本から学んだ、日々の生活

退院後は、中山会長の本を参考に、玄米菜食などを始めました。大変だったけど治られた方が何人かいらっしゃると知り、私もこの方法でやれば大丈夫ではないかと、すぐにいろいろと取り入れてみたのです。びわの葉のお灸は、がんになる前に娘がお友達に教えてもらっており、びわの葉も家にありましたので、さっそく実践しました。散歩も良いということで、退院してしばらくしてから、できるだけ歩くようにしました。にんじんジュースもよく作ります。玄米菜食、びわの葉のお灸、にんじんジュース、とにかく自分で一生懸命やっています。

「いずみの会」の定例会にはほとんど参加し、いろいろ教えていただき参考にしました。尿療法も「いずみの会」で知り、手術の翌年の3月頃から毎朝コップ一杯の尿を飲んでいます。おかげで風邪もひかなくなり、疲れもあまり感じなくなって丈夫になりました。

東城百合子さんの本に「砂浴が良い」と書かれており、娘に話したら、じゃあやろうと協力してくれて、近くの海岸で2回ほどやりました。そのうち出血も止まりましたので、先生に「ちょっと治ってきた感じがしますが、手術した方が良いですか？」と尋ねました。エコーで見ていただき、まだあるから手術してくださいと言われたこともありました。

■家族の応援があったから頑張れた

子どもたちがずいぶん心配や協力をしてくれまして、ありがたいと思いました。息子や娘たち夫婦、孫たちも一緒に海へ行って、孫は海水浴で遊ばせながら砂浴をやりました。肉腫があるということで、リンパを取るか取らないか、ずいぶん迷いました。「いずみの会」の顧問の岡田先生に相談に行ったり、安保先生のホームページで質問したりしました。結局、リンパは取らない方が良いという回答でした。定期的に病院で血液検査をしましたが、ずっと異常なしで、腫瘍マーカーもそれほど悪くなっていません。

■仕事のストレス、親の介護や看病が重なった日々

がんになる前の自分を振り返れば、市の職員として長年働いてきまして、仕事上のストレスが多くありました。父が独り暮らしをしていて、91歳と高齢になり、体も弱ってきていましたので、迷いましたが、停年の2年前に58歳で退職しました。ところが父はこの年の3月に亡くなってしまいました。がんになったのは64歳ですので、仕事のストレスが原因かどうかはわかりません。母は、父が亡くなる14年前に胃がんで亡くなっていまして、そのとき充分看護できなかったことや、父の介護、看病のことなど、両親の家を片付けながらいろいろ考えたりしていたことも、がんになった原因かもしれません。性格的には、内向的で、生真面目、神経質で頑固、感情を抑制し、自由に発散することができないといった性格で、こういったことも原因となったのではないかと思っています。

■「いずみの会」との出会いが、人生を変えた

がんと宣告されてから4年半になりますが、再発も転移もなく、当時より健康になり、毎日楽しく幸せに暮らしております。近くに山があるので、朝は自然の中を1時間くらい歩いています。朝歩くと一

日元気に動けますし、散歩で会う皆さんとの会話も楽しくて。孫が病気になったり入院したりしても、私が元気なのでいろいろ世話ができて良かったと思っております。野菜づくりは前からしていましたが、がんになってから始めた自然栽培が上手にできるようになり、収穫時はとても幸せを感じます。花の種や苗をいただく機会も増え、花をたくさん咲かせるのも楽しみの一つです。これからも毎日を明るく楽しく過ごしていくようにしたいと思っています。

半年に1回の検査も、この10月で終了となります。今までCT検査はお断りして血液検査のみにしていたのですが、先生が「最後にCTは撮った方が良い」といわれ、いろいろ考えましたが「特に調子の悪いところもなく、できればこのまま検査をしないで終わらせたい」と先生にお伝えすると、了承してくださいました。転移を心配して、しっかり定期検査される方は多いのですが、私は「いずみの会」に入ったおかげで、再発や転移をそれほど心配しないようになりました。ボランティアで来てくださった方が亡くなって悲しい思いもときにはありますが、元気にやっておられる方もたくさんいらっしゃるので力づけられています。「いずみの会」に入って本当に良かったと思っています。

人は深刻な病名をつげられると、病院でも、家族の中でも、「病人」として特別視されるようになり、弱者としての意識が生まれます。「今日お母さんどうだった?」と心配して聞かれる立場にいると、いつのまにか惨めな思いになり、孤立感も生まれやすい。まして情報化社会では、病気に対して重い報道がされることが多く、周囲がいっそう深刻になるため、免疫力にも影響を及ぼしやすい。しかし「いずみの会」は、同じような病名をもらい、同じような境遇になった方の集まりなので、自分が特別なものではないという立場に戻れます。そういう意味で対等ですし、助け助けられ、励み励まされといった環境がごく自然に形成されています。こういったことが功を奏し、皆さんの免疫力によい影響をもたらしていると考えています。(樋田)

ケーススタディ2(40代女性)

なるべくしてこうなった。今は理解できます。

■「抗がん剤でも何でもやります」

約1年前、2015年3月に腹部の調子が悪くなって総合病院へ行きました。1日中かけて内臓系を検査し、最後に受診した婦人科で卵巣がんと言われました。すぐM大病院を紹介され、1週間に診察しましたが、やはり卵巣がんでした。大きな病院なので段階があり、「もう一度、家族と一緒に来てください」と言われまして、そこで「ステージ3です。すでにたくさん散っていて、手術ができず、抗がん剤しかありません」と説明を受けました。

それ以前に「がんになったら読む10冊の本」（船瀬俊介著）を読んでいた私は、抗がん剤がいかに良くないか、イヤというほど知っていたのですが、いざ自分ががんになって「抗がん剤しかない」といわれると、「私には抗がん剤しかない。手術もできないのだ」と思いました。腹水がたまっておなかもパンパンで、身体も辛かったので、「抗がん剤でも何でもやります」と。すぐ入院し1回目の抗がん剤を打ちました。今思えば、副作用もあったのですが、痛さが強くて当時は気づきませんでした。全部で8クール受け、3クール目から副作用が出て、それが本当に辛かった。最初は退院する予定だったのですが、副作用が強くてずるずる入院が長引き、結局2ヶ月くらい退院できませんでした。

抗がん剤のおかげで腹水と痛みは取れましたが、麻薬を点滴したり、シールではったりと、半年くらい続きました。そのときの後遺症で、手足のしびれなどが身体にまだ残っていると思います。

■「いずみの会」を知り、抗がん剤をやめようと決心

8クールが終わったとき、「抗がん剤をもっとやった方が良いですか？」と先生に尋ねると、「どちら

でも良い。あなたが決めれば良い」といわれ、がっくりときてしまいました。そのころ「いずみの会」を知り、3大療法がどんなに身体に良くないか改めてわかり、もう抗がん剤はもうやめようと決心しました。

それから半年ほど過ぎ、今も病院に月1回のペースで通っていますが、残念ながら数値は良くありません。でも、「いずみの会」の皆さんにお知恵をいただきながら、尿療法や整膚（せいふ）など、自分でできる範囲のものを一生懸命やっているところです。

■心の負担が何年も積み重なり、がんに結びついた

私は、父と妹をがんで亡くしており、心の中のどこかに「いずれは自分もがんになってしまうのかな」という思いがありました。仕事は夜勤のある医療系でハードです。遅番・早番など勤務時間が不規則なうえ、末期患者さんのターミナルケアなども心の負担でした。仕事ですから慣れざるを得ませんが、どこかで無理している自分がいました。いざ自分が入院し、痛くて辛い日々でしたが、仕事から解放されたという安堵感もありました。

今も職場に席は置いていますが、「もう戻りたくない」という気持ちです。仕事のストレスと、仕事以外でも人との交流で窮屈なところがあります。悲しい別れなどもありました。40代ですからフットワークも軽く、運動もできましたけど、心はものすごく疲れていて、泣けてしまう夜もたくさんありました。本当に、いっぱいいっぱいでした。そういった心の負担が、がんに結びつくということを全然知らなかった私ですが、「いずみの会」でいろいろ勉強し、「ああ、心がすごく疲れて悲鳴をあげていたんだな」と、今は嫌というほど分かります。心の負担が何年もの間、積み重なった結果、なるべくしてこうなったと今は思っています。

病気との因果関係を知ることで、これからの心構えが違ってきます、再発しないよう気をつけることもできます。しかし医者の間で因縁因果などというと「馬鹿なことを言うな。お前は変わっている」と言われてしまう。それは医療において、「心」「気」という大切なものが抜けてしまい、具体性のある科学だけで判断するからです。ここに私はどうしても限界を感じます。

同じ苦労でも、人によって受けとめ方が違うように、病気も同じことがいえます。がんという病気も、症状も進行具合も、人によって違い、じつは定義ははっきりしないものなのです。これを一律に「がん

＝不治の病」という枠にはめてしまうことで、多くの人が「悲劇の主人公」になってしまうのです。

がんの定義ははっきりしない

「がん＝悲劇の主人公」は間違っている

がんで治っている人はたくさんいる

セッション3　次代の医療としてキネシオロジーを考える

医師　樋田和彦　×　石丸賢一　日本キネシオロジー総合学院代表

●石丸賢一

「日本キネシオロジー総合学院」学長、「国際キネシオロジー大学」日本代表者。タッチフォーヘルスの創始者ジョン・シー博士から直接手ほどきを受け、その技術と心を日本に伝えるため10年以上、活動中。２００７年、日本文化振興会より国際アカデミー賞受賞。現在までに１００名以上のタッチフォーヘルスのインストラクターを輩出。

日本キネシオロジー総合学院の公式サイト http://www.kinesiology.jp

マスコミでも取り上げているように、検査や薬剤の需要拡大、高齢化などによって、日本の医療費は41兆円とうなぎのぼりで、もはや従来の医療のあり方では立ち行かない状況になりつつあります。こうしたなか、医療費削減にもつながるとして、西洋医学とは一線を画したキネシオロジーが国内外で注目をされています。

トークセッション3では、日本にキネシオロジーを広めた第一人者、石丸賢一さんにご登場いただきます。

■筋反射を医療に応用する「アプライドキネシオロジー」は、最先端の医学。

樋田　石丸さんに初めてお会いしたのは、ホリスティック医学協会中部支部が名古屋で開催したセミナー型の体験会です。そこで私は、キネシオロジーを日本に広めた石丸さんの存在を知り、以来15年以上、長くおつきあいをさせていただいています。今日はキネシオロジーとは何なのか。これまでの体験も含め、お話いただければと思います。

石丸　キネシオロジーの語源「キネディック」は、ギリシャ語で「筋肉の動きのサイエンス」を意味します。このことからもお分かりいただけるように、キネシオロジーは本来、医学ではなく筋肉についての科学でした。スポーツ選手などが筋肉の動きを研究し、いいパフォーマンス、いい成績を出すための学問だったのです。その歴史は古く、古代ギリシャ時代までさかのぼります。

樋田　医療機器というものがなかった時代においては、「体を診る」技術はある意味現代より優れていたでしょう。患者さんの体から情報を得て適切な治療を施すため、医療者たちが感覚を磨き経験を積んだはずですから。そうした歴史のなかで、キネシオロジーが医学に取り入れられるようになったのは興味深い話ですね。

石丸　１９６０年代、カイロプラクター（注１）のジョージ・グッドハート博士という方が、筋肉を少し動かすだけで骨が整ったという発見から、キネシオロジーを医療に応用する「アプライドキネシオロジー（応用キネシオロジー）」を取り入れました。当時、筋肉のバランス調整によって、骨を整え臓器の調子を良くするという考えは、まさに最先端の医学といえるもので、キネシオロジーを医療に応用する運動は一気に広まりました。じつは、日本の体育学科でも早くからキネシオロジーという学問が取り入れられています。

樋田　専門機器などを一切使わず、体を診察するという意味で、キネシオロジーは優れた技術だと思います。現代医療では、問診すらおろそかにされがちで、検査データによって正常・異常を区分けしたり、病名をつけたりします。しかし、生きた体には、自ら治そうとする本能が備わっています。その治癒力を引き出そうと、皮膚や筋肉や骨に適した刺激を与える治療術を体系づけていったのがアプライドキネシオロジーだと理解しています。

石丸　アプライドキネシオロジーはすばらしいものですが、ひとつ問題がありました。プロのメディカルドクターか、プロのカイロプラクティックドクターなどアメリカの国家資格を持った医師しか使えない点です。このアプライドキネシオロジーを一般の人が使えるようにと普及に大きく貢献したのが、「タッチフォーヘルス（注2）」の創始者であり、「国際アプライドキネシオロジー学会」代表のジョン・シー博士でした。

樋田　タッチフォーヘルスは家庭でできる画期的な健康術ですね。

石丸　一般の方が使えるムーブメントとしては大きなものになり、タッチフォーヘルスの実践者は公称1，000万人、100カ国以上に広がっているといわれています。

樋田　私は1985年にバイ・ディジタルO-リングテストと出合ってから、耳鼻咽喉科の日常診療に応用していました。さらに、石丸さんと出会ってからは、キネシオロジーのひとつ「スリー・イン・ワン（注3）」を習得して診療に取り入れ、ストレス学説と筋肉という視点から「心と体と場」の全人的医学であるホリスティック医学に視野が開きました。こうして私は、バイ・ディジタルO-リングテストとスリー・イン・ワンの両者を診療に応用することになったのです。タッチフォーヘルスは病気を治すものではありませんが、いずれもアプライドキネシオロジーを源流とし、石丸さんが言われるように、患者さんサイドから診ることを重視している点では共通と思っています。

■自分が自分を健康にする、幸せにする。この新しいビジョンが世界を変える。

樋田　石丸さんは大学で哲学科を専攻され、心理学の出身でいらっしゃいます。どういった経緯で、タッチフォーヘルスへの道を選ばれたのですか。

石丸　私は瞑想が好きでした。瞑想して悟りを開くことを学ぼうと、インドをよく旅していました。30

歳のとき、悟りの一瞥を経験し、無痛・無心になれることを知りました。すばらしい体験でした。しかし、日本に帰ったらまた苦しい生活が始まるわけです。お金を儲けても、結婚しても、悟りの境地のような幸せが得られない。なぜなら、悟りの幸せのほうが遥かに上だからです。とはいえ、瞑想は簡単なものではありません。いったいどうしたら自分は幸せになれるのかと悩んでいたとき、瞑想することなく自分の内側を探れる可能性を持ったキネシオロジーに出合ったのです。これはおもしろい。やってみようと思いました。瞑想の代わりとして、タッチフォーヘルスを始めたのですが、やがて医療系や健康系、教育系につながる応用範囲の広いものだと気づきました。しかも、これは一般の人にも使える。すごいと思いました。

樋田　キネシオロジーとの出会いで、ご自身を発見する新しい境地を開かれたのですね。私は石丸さんの立場とは違いますが、患者さんの身体の中にあるさまざまな情報を、キネシオロジーを使って聞き出すことを日々の診療で行っています。内面を探るのはもちろんですが、患者さん自身さえ気づきもしない奥底にあるもの。キネシオロジーでその核心にふれると、指の力が変化するのです。最近、問診で既往歴や家族歴もあまり聞かず、いきなり検査するケースが少なくないようです。しかも、機器がハイテクであるほど付加価値が高いとされるから、医療費もどんどん上がっていく。しかし、そういった機器には映らない情報もある。むしろ映らないものの方が多い。ですから私は、医療にキネシオロジーのような方法はますます必要になっていくと考えています。

石丸　私もキネシオロジーが世界を変えると信じています。社会問題でいうと、いじめだとか、強いものが弱いものをいじめる上下関係がはびこっています。社会、会社、家庭、どこにおいても。そういうことを根本的に変えるにはどうしたらいいのか。自分で自分を癒すという方向しかないと思います。医者が患者を癒すという考え方がすでに、上下関係ですから。医者は「治してやろう」ではなく、「お互い健康でいましょう」という予防医学にエネルギーを注ぐべきではないでしょうか。もちろん難病などについて医療として研究することも必要です。専門分野における進化は、医療の当然の流れかと思います。

樋田　医療に依存するあまり、患者さんが健康になろうと努めなくなるゆゆしき問題です。しかし、医療には本来、教育という側面があり、患者さんが健康を勝ち取るための後押しをする立場にもあります。

石丸　心から幸せになるために必要なものは、「自立」です。自分で健康になって幸せになるという道、方向を指さないとだめなのです。自分で自分を健康にする、幸せにするという新しいビジョンこそが、地球を変えていくと私は思っています。しかし、日本で保険のきかないセラピーは１回１万円ほどかかるので、多くの人は保険が使える病院を頼ってしまう。国が保険制度を維持している間は、医療に依存せざるをえない状況が続くのではないでしょうか。

■お金をかけずに健康へと導く。キネシオロジーが次の医療となる日を夢見て。

樋田　石丸さんは世界各国を見ていらっしゃいますが、外国で優れた医療制度があればお話しください。

石丸　例えばスイスは、治療を受けるための医療保険と、病気になるのを防いだり健康になるためのセラピーに行ったりするための未病保険、２種類があります。未病保険はキネシオロジーにも適応されます。「西洋医学で治らず、キネシオロジーで治るのに、なぜ保険が使えないのか」と国民が訴えたために、西洋医学の保険とは別の保険が誕生したのです。日本にも未病保険があればどんなにいいだろうと考えたこともありましたが、これは非常にデリケートな問題で、今は保険は不要と考えています。もし未病保険ができると、キネシオロジストの技術レベルが落ちるかもしれないからです。

樋田　どういうことですか。

石丸　保険という制度がからむと、国が審査に関わるようになります。すると、自分の健康を守るスキルを上げることより、資格を取るための勉強に傾いてしまう可能性があります。それはキネシオロジストのレベルダウンにつながります。実際、スイスではキネシオロジーが保険に守られるようになってからいっこうに発展しない。むしろダウンしている。むしろ日本のキネシオロジストのレベルのほうが高い。国が守ってくれない分、実力で良さを伝えなければならないので、皆さん必死に自身を鍛えているのです。

樋田　なるほど。３年ほど前、セルビアで開催されたＥＵの統合医療学会に参加したのですが、どこの国も西洋医学一本でやってきたために医療費がどんどん高騰し、国家財政が圧迫されるなか、西洋医学ではない道が開かれつつあることを実感しました。

石丸　お金をかけずにできるものは何か、そのひとつがキネシオロジーです。キーワードは「氣」。額に手を触るだけでストレスを取り除けることがキネシオロジーによって発見されて久しいのに、いまだに医学に取り入れていないのは不思議です。血流は通常、前頭葉に集まるものですが、感情的に困っている人は側頭葉にエネルギーたまる。それを前頭葉に集めることで気持ちが自由になるわけです。これは説明もできるし、何万回という症例があるはずなのに、医療では誰も証明しようとしません。簡単すぎて馬鹿にしているのです。もし証明すればストレス関係の医学は急激に進むと思うし、ノーベル賞も取れるはずです。

樋田　バイ・ディジタルオーリングテストもキネシオロジーも、効果は認めても、誰も証明しようとしないのは、科学は努力で成果を出さなければならないと、マインドコントロールされているからでしょう。価値あることは時間をかけ、努力に努力を重ねてようやく成し遂げられるものだと。

石丸 薬なしで病気が治ったら、医者もメーカーも困りますからね。そうではない方向で、どうキネシオロジーを導入するか。いい方法を考える人がいたら私は喜んでお手伝いします。

樋田 まずは、今の保険制度を見直すべきです。多くの人が10種類以上、複数科を受診している人は20種類の薬を服用している人も珍しくない。それで病気が治るのかというと、成果も上がっていない。医療費の高騰は国家財政まで圧迫するほどの危機感をもたらしています。しかし、こうした危機的状況のなかでこそ、医療は治療と予防・健康増進に視野を向けたバランスがとれたものになっていくでしょう。そのプロセスにおいて、キネシオロジーが活用されることを期待したいですね。私の夢は医療と教育にキネシオロジーが取り入れられることです。今日、石丸さんとお会いして、その気持ちをいっそう強くしました。

〜対談を終えて〜

樋田　和彦【医師】×　石丸賢一【日本キネシオロジー総合学院　学長】キネシオロジーが次の医療になる。これが石丸さんと私の共通認識であり、夢であり、目標です。

医療費がますます高騰するなか、西洋医学中心の医療の在り方に疑問と危機感を世界中の人々が持つようになり、現代医療と代替医療を組み合わせた統合医療を求める風潮が強くなりつつあります。しかし、医療費を低く抑えるために最も効果的なのは、人々が生活のなかで自ら健康を守り、病気を予防すること。その後押しとなるタッチフォーヘルスの技術を日本に広めようと、石丸さんは４００ページにもわたる翻訳本「完全版タッチフォーヘルス」を発刊されました。この本からは、彼とその仲間の皆さんの熱い誠意が伝わってきます。今回の対談を通じて、石丸さんのひたむきなキネシオロジーへの思いは、私のそれとまったく同じことが分かり、共感しました。「完全版タッチフォーヘルス」が医療や教育などで活かされることを心から願うと共に、キネシオロジーが次の医療となる日を、静かに、辛抱強く待ちたいと思います。（樋田和彦）

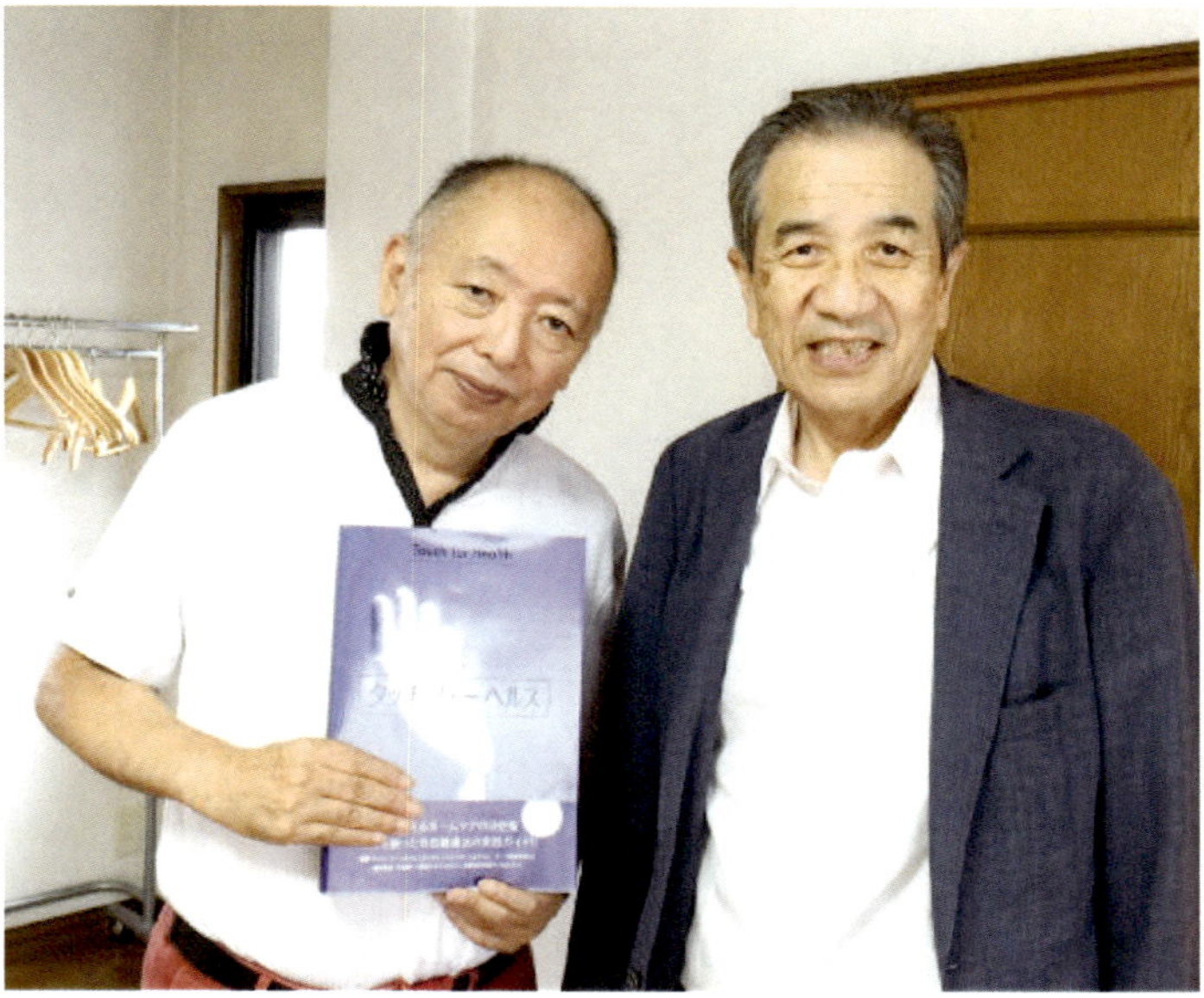

［注釈］

（1）カイロプラクター

姿勢の悪さと病気が関係しているという考えに基づき、背骨を矯正して姿勢を正し治療していくカイロプラクティックの実践者。

（2）タッチフォーヘルス

皮膚の反射ポイントと筋肉と中国医学の経絡を結んだ、いわば現代医学と東洋医学をドッキングさせたもの。一般人が家庭でできる画期的な健康術。

（3）スリー・イン・ワン

正式にはスリー・イン・ワン・コンセプツ（からだ・こころ・魂をひとつのものとして扱うといった意味）と言い、ゴードン・ストークス、ダニエル・ホワイトサイド、キャンディス・キャロウェイという3人によって開発されたもので、治療において扱われる問題を、感情的ストレス、トラウマ（心理的な外傷）とむすびつけて考えるキネシオロジー。

（筆者樋田はこれにストレス学説をもとに、ノルアドレナリン・アドレナリン・セロトニン・エンドルフィン・ドーパミン・サブスタンスＰ・アセチルコリンなどの化学物質を用いて検索しホリスティック（全人的）に診察治療を行っている）

「タッチフォーヘルスとは」

アプライドキネシオロジーについて、ジョン・シー博士はこう考えました。「医療行為とは違い、身体に触れるだけだから医者に限らず一般の人もできる。そうだ、自分の患者さんに教えてあげよう。患者さんたちは家で自らバランス調整をして元気になり、病院に戻ってくる必要もなくなる」と。そして、仲間である多くのキネシオロジストたち、カイロプラクターたちに「これを一般の人に広めましょうと」と説いたそうです。

しかし、アプライドキネシオロジーの創始者であるジョージ・グッドハート博士も含め、最初は全員反対したそうです。しかし博士は「広めるべきだ」と主張し続け、とうとうジョージ・グッドハート博士は根負けし、「君がそこまで言うなら、一般向けに本を書けば良い」と認めました。そしてアプライドキネシオロジーを体系づけて１９７０年代に出版した本が「タッチフォーヘルス」です。つまり、最先端の医学であるアプライドキネシオロジーを、一般の人でも使えるようにしたものが「タッチフォーヘルス」なのです。

それから50年近く、ずっと使われ続けているのに、いまだに医学として認められていない。そこで私は、今の医療保険に代わるものとして、タッチフォーヘルスのインストラクターを育成しています。日本中でインストラクターが活動できるよう、準備をしているのです。（石丸賢一）

セッション４　手と脳の関係

医師　樋田和彦　×　西野仁雄（ＮＰＯ法人健康な脳づくり理事長）

●西野仁雄

１９６６年 和歌山医科大学卒業、同大学薬理学助手、金沢大学協力研究員、ニューヨーク州立大学研究員、和歌山医科大学講師、富山医科薬科大学助教授、生理学研究所助教授を経て、１９８８年名古屋市立大学教授。２００５年同大学学長。２０１０年同大学名誉教授。２０１３年ＮＰＯ法人健康な脳づくり理事長。読売東海医学賞（２００３年）、瑞宝中綬賞（２０１６年）。

脳生理学の分野で活躍された西野 仁雄さんは、名古屋市立大学学長を務めて定年を迎えた後、自らの「ボケ防止」を目的に、２０１３年「ＮＰＯ法人健康な脳づくり」を立ち上げて理事長に就任。現在は「手・足・口と、健康な脳づくり」をキャッチフレーズに、さまざまな活動をされています。トークセッション４では、「手と脳」という共通テーマで語り合っていただきます。

西野　**仁雄先生は２０２２年４月12日に逝去されました。謹んでご冥福をお祈り申し上げます。**

■手・足・口と、健康な脳の関係。

樋田　先日、西野先生が理事長をされている「ＮＰＯ法人健康な脳づくり」主催の市民講座に参加させていただきました。先生の専門分野である脳生理学が、一般庶民の目線でダイナミックに生かされているという、新鮮な印象を受けました。

西野　なかなか面白い講座でしょう（笑）。

樋田　運動、歌、踊り、楽器などをうまく使って五感を刺激し、日頃から先生がおっしゃっている「手、足、口」に見事に刺激を与えていました。先生の頭の柔らかさ、アイデアに感動しました。じつは私もヨガに関わってきた経験から、診療の中に、全人的なことを何とか入れられないかと、つねに模索しておりまして。それによって効果が上がることを度々体験していましたから。ところで、元大学の学長だった先生が、今のような活動に至ったのはどんな経緯からですか。

西野 語ると長いので、かいつまんでお話しましょう。私が和歌山医科大学の学生だったとき、あるご縁で薬理学の先生と出会って、薬理学を専攻しました。薬理学で面白かったのは、一つの薬物を開発するのに、いろんな研究をすること。生化学、生理、形態、奇形、ホルモン・・・全て研究するんですよ。まだ頭がフレッシュな若い時期に、そういった現場に4年ほどいましたので、ひとつの現象を見た時、いろいろな角度から考える習慣が身につきました。そのとき、脳循環といいまして、脳局所の血流動態を測定する研究をしました。血流を測っても、脳の働きを間接的に見ているだけですから脳はわかりません。それで私は、神経細胞の活動を調べる研究に移りました。しかし、神経細胞は何万個とあるのに、そのうちの数個を調べても、結局は何も分からないと感じるようになりました。そして、大事なのは、トータルとしての働き、つまり機能ではないかと思い至ったのです。その後、ドーパミン細胞の移植に携わるようになり、障害された脳の機能を回復させる研究へとつながっていきました。自分の好きな神経科学を最後まで全うできたことに感謝しています。

7年前、定年で学長を辞めてから2年間はゆっくりしていました。毎日が日曜日で、これは天国だと思っていたのですが、そのうち、このままではボケてしまうと（笑）。ちょうどその頃、これもあるご縁によって、ＮＰＯ法人として「健康な脳づくり」を立ち上げることになりました。今は、自分の好きなことをして、一番幸せです。

樋田　「健康な脳づくり」にもつながることですが、手と足と口というのは、脳生理学の視点から、非常に重要な入り口とお考えですか？

西野　もちろんです。私たちホモ・サピエンスのルーツであるクロマニヨンとか、ネアンデルタール人は体格も頭も大きい。しかし、きちっとした言葉を持っておらず、コミュニケーションができなかった。それが何らかの突然変異で言葉を開発し、生き延びることができた。農作をするにも、言葉で伝達したほうが確実だし、文字に書けたほうが概念化できるし、統一もできる。こうしたコミュニケーションができるようになったのは、ほんの３万〜７万年前のことです。そして二本足で立つようになると、移動距離が広くなって、手が自由になった。ものを使って、皮を剥いたり、砕いたり、矢をつくったり、動物を殺したり、何でもできる。これは人間として大きな一歩です。二本足で立ち、手を自由に使い、言葉を話す。これによって前頭葉（脳）が発達したのです。

樋田　なるほど。

西野　ところが、最近はどうです？　クルマが普及し、足をそれほど使いませんよね。ロボットで作業が軽減化されて良いといいますが、そのぶん、人間は果たして創造的になれるでしょうか。やはり身体を動かし、手を使うことによって新しい創造性も発想も生まれてくる。人間というのは、機能をトータルに使わないとだめだと思います。頭ばかり使っていてはだめ。特に心配なのはゲームです。1日3時間以上もゲームをしている子どもはザラにいますが、ゲーム中って何も考えない。あるのは快感だけ。しかもより強い快感を求めるようになる。あれは脳の細胞を壊しているに等しいですね。人間の脳には、静かに考える時間が必要です。文字を読むことも大事。それがだんだんしづらい環境になってきていることに危惧を覚えます。

■脳をナチュラルな状態にリセットすることが大切。

樋田　西野先生は、手を動かすグリップを開発されましたが、グリップを握ることによって、脳にどう働くのかお聞かせください。

西野　じつはグリップでなくてもいいんです。手を刺激することが大事。ところで樋田先生も診療では手を重視されていますね。

樋田　はい、高麗手指鍼というものです。じつはこれを診療に取り入れる前は耳を対象としていました。私の専門は耳鼻科ですから。その後、高麗手指鍼に出会いました。それまでは耳＝全身として診療していましたが、手＝全身でもあるのだと気づかされました。

西野　そういえば樋田先生は著書「癒しのしくみ」の中で、手のことを書いていらっしゃいましたね。非常に面白く読ませていただきました。手というものは、体の全体の症候を表している。そこを中心に見ていくという考え方に感銘をうけましたね。

樋田　ありがとうございます。私は合気道も少しやっていまして。その健康術の中に「手振り健康術」というのがあるんです。中国に伝わる「スワイショウ」というもので、手をブランブランと振る体操を1日1万回やると万病が治ると文献に書かれている。生理学的に実験データがあるわけではないのですが、手に「気」を回すというのはいい効果をもたらすのだと思っています。

西野　脳生理学の視点から見ても、同感ですね。

樋田　じつは、ある末期の乳がんの患者さんに手振り健康法を教えたことがあるんです。まず500回から始めてもらったのですが、やがて1日1万回くらいできるようになりまして。その方が言うには「恍惚な気持ちになってとてもいい。ずっと続けたい」と。結局、8年くらい症状が悪化することなく存命されました。
手全体が身体の鏡と考えれば、ここを刺激することによって、全身にフィードバックされていくということですね。

西野　お話を伺って思ったのですが、手を振ることでよくなるというより、脳に何らかの刺激を与えたのではないでしょうか。脳というのは三層からできています。一番上の大脳皮質は計算したり判断したり、言葉をしゃべったりするのに必要な部分。その下に大脳辺縁系があり、これは動物共通の欲望を司ります。そして脳幹から下にある脊髄、これは心臓や呼吸など生命活動に関わる部分。それで、「手振り健康術」というのは、ある程度、脳が「無」になっているわけですね。大脳皮質の働きも薄めて、辺縁系の働きも薄めて、最後に脳幹というところだけが働いている。脳幹というのは、歩行運動がそうですけど、右足を上げたら次は左足を上げてというように、意識しなくても自然にやっているわけです。「手振り健康術」もそれと同じ。病気に対してどうとか、イライラする気持ちを抑えることが最大のメリットだと思います。いろんなストレスの中でイライラしたり思い悩んだりしている状態は、自然ではないですよね。ナチュラルにリセットしてあげることが一番の健康術だと考えています。

樋田　脳の３つの部分は、つながっているんですよね。

西野 つながっています。それぞれが切磋琢磨しないと強くならない。上ばかり使っていてもダメだし、イライラと大脳辺縁系的な本能的なことばかりやっていてもダメ。ただ走ってばかりでもダメ。3つをバランスよく鍛えることが大事です。

樋田 しかし、そのバランスが取りづらい時代になっている。

西野 そう。文明社会では、上ばかり使って気分がイライラしていたりストレスを抱えたりしている人が多いですね。そこをちょっと外して、緩めて、下の部分も強くしましょうと。

樋田「健康な脳づくり」が目指すのも、そういう部分ですね。

西野 手、足、口をよく使うことで体全体が活性化されることに加え、声を出す、笑う、大声でしゃべる。つまり、歌を歌う。体力面と心の面と両方から脳を活性化しようと試みています。具体的には「アダップ（Anti Dimentia Action Program）」というアクションプログラムを導入していて、運動約40分、手足、口を動かす運動つまり、歌ったり笑ったり、おしゃべりするのを40分、中休みなど、トータル2時間のプログラムを月に2回行っています。

樋田 効果はいかがですか。

西野 一般的に80歳を過ぎると、体力も認知度も計算力もガクッと落ちるものですが、このプログラムを2年続けている人は落ちないですね。

■これからの医療のあり方について

西野 科学はこれからも進歩していくでしょう。特に医学は、これから10年、さらに進歩するでしょう。ガンにしても、あるタイプの肺がんであれば、薬でピタッと治る。ただし、月30万とか50万と高額ですが、そういったコストもだんだん下がっていくと思います。その一方、まだ原因がよくわからない病気もたくさんあります。特にサイコティックな病気になってくると。薬ひとつでは治らない。なぜなら原因がひとつではないから。要するに、いろいろな要素が重なり合って症状が出ているわけです。
それをカバーする地域の中核病院やかかりつけ医の存在がますます不可欠となりますし、最先端医療を追求する大学病院の役割も大きい。ひとつの病院で全部治しましょうというのは不可能ですから、社会全体として医療を底上げしていくことが大切だと思います。やはりトータルでケアしないと、始まらないですよ。

樋田 おっしゃるとおりです。医学のテクニックとか、顕微鏡下で調べることも重要ですが、医療で忘れてはならないのは、私は「自然観」「生命観」「人間観」だと思うんですよ。この柱が欠けたら医療は大変なことになってしまうのではないかと。テクニックだけを追うのではなく、予防とか健康増進とか。

西野 私は、医師はもっと社会に出るべきだと思います。単に、眼科の人は目だけを診る。内科の人は、内科だけ診る。そして薬を処方する。それで治療をしているように思うけど、それは医療のほんの一部にしかすぎない。それよりもっと大事なのは、どうすれば病気にならないか？　どうすれば病気になっても軽く抑えられるか？　樋田先生の言うように、予防や健康増進につながるような啓蒙活動を医師はもっと行うべきですね。

樋田　医療と教育が全体の中心でなければならないということですね。

西野　今の日本の教育は、あまりにも偏差値を追いすぎています。それは末梢の問題であって、人間とは何が一番大事か、社会のなかで生かされているとはどういうことか。そういったことをきちっと教えないと、やがて自分のことばかり考える人間になってしまう。一流大学に入って一流企業に就職しても人生はゴールではありません。もしそこで挫折したとしても、偏差値だけではない、自分というものをしっかりと持っていれば、どんな状況にも適応できる。そういう教育をもっとしていくべきだと思っています。

（２０１６年12月）

～対談を終えて～

西野先生は、脳生理学を専門とされているからでしょうか、思考がとても柔軟です。そして科学性を重視しながらも、統合医療の考え方も受け入れる非常にバランスの取れた稀有な存在だと改めて感じました。現役を退かれてもなお、市民講座など医療をベースに社会的活動に力を注がれており、医療人としての生き方を貫かれている。同じ医療人の一人として、多くを学ばせていただきました。（樋田和彦）

終わりに

出版にご尽力頂いた皆様方に感謝を申し上げます。

名古屋市立大学元学長でＮＰＯ法人「健康の脳づくり」元理事長故西野仁雄先生、日本キネシオロジー学院学長の石丸賢一先生、当時名古屋掖済会病院の神経内科医長の前島伸哉先生とさくら治療院院長の鍼灸師伊藤麻紀先生、がん患者の会「いずみの会」の皆様にお世話になりました。厚く御礼を申し上げます。

この本は、患者さんと職員の共感を得たことが出版のキッカケとなり私の診療に理解を示し、出版の完成まで見守ってくれた家族に感謝致します。

参考文献

アレキシス・カレル／渡辺昇一訳「人間―この未知なるもの」三笠書房
橋本徹馬「生命医学大事典」紫雲荘
アンドルー・ワイル／上野圭一訳「人はなぜ治るのか」日本教文社
グラディス・テイラー・マクギャレ「内なるドクター」太陽出版
日本ホリスティック医学協会編「ホリスティック医学入門」柏樹社
日経メディカル開発編「21世紀の医学・医療―日本の基礎・臨床医学者100人の提言」日経ＢＰ社
沖正弘「ヨガ総合健康法（上）」地産出版
橋本敬三「生体の歪みを正す」創元社
野口晴哉「風邪の効用」全生社
藤平光一「健康の秘訣は氣にあり」東洋経済新報社
大村恵昭「パイデジタルОリングテストの実習」医道の日本社
石丸裕高「全脳への道」たま出版
ハンス・セリエ「現代社会とストレス」杉靖三郎：訳、田多井吉之助：訳 法政大学出版局

柳泰佑「高麗手指鍼講座」呉昌學、工藤和穂訳／樋田和彦日本語版監修、たにぐち書店
樋田和彦「癒しのしくみ」地湧社
樋田和彦「からだと心を癒す30のヒント」地湧社

著者略歴

樋田　和彦（ひだ・かずひこ）

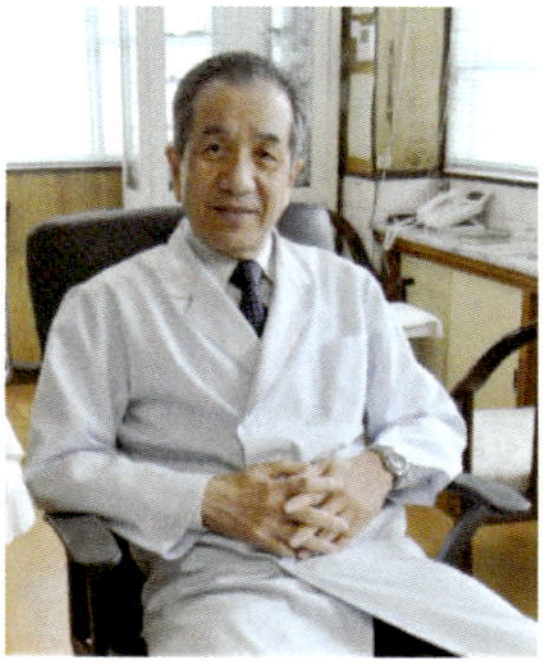

・日本ホリスティック医学協会顧問
・日本高麗手指鍼療法学会名誉会長
・医学博士
著書に『癒しのしくみ』（地湧社）、『からだと心を癒す30のヒント』（地湧社）、『あなたの「生命」は統合医療で見直そう』（共著、リフレ出版）、『高麗手指鍼とO-リングテスト』（陰陽脈診社・韓国）など。

主治医はあなた
～医者はどこまで患者と向き合っているか？～

2025 年 3 月 31 日発行　著　者　樋田和彦
発行者　向田翔一

発行所　株式会社 22 世紀アート
〒103-0007
東京都中央区日本橋浜町 3-23-1-5F
電話　03-5941-9774
Email: info@22art.net　ホームページ：www.22art.net

発売元　株式会社日興企画
〒104-0032
東京都中央区八丁堀 4-11-10 第 2SS ビル 6F
電話　03-6262-8127
Email: support@nikko-kikaku.com
ホームページ：https://nikko-kikaku.com/

印刷
製本　株式会社 PUBFUN

ISBN：978-4-88877-329-4